はじめに

「メタボリックシンドローム（メタボ）」という言葉が流行語となり、新聞、テレビなどのマスメディアでも頻繁に取り上げられ、国を挙げてこの対策を重視する気運が高まっています。

「メタボリックシンドローム」がどんなものか、ご存じですか？　メタボリックシンドロームとは、内臓脂肪のたまり過ぎが原因で、糖尿病、高血圧症、脂質異常症という複数の病気が重なり、動脈硬化が進行する状態のことをいいます。複数の病気により、いろいろな症状があらわれると思われがちですが、ほとんど自覚症状がありません。そのため、健康診断の検査値が多少高くても放置され、ある日突然、心筋梗塞や脳梗塞におそわれ、はじめてことの重大さに気づく場合が多いのです。こうなる前に生活習慣を改善しておけばよかったと反省しても、時すでに遅しです。

健康診断や外来受診が近づくと禁酒し、脂っこい食事を控え、ウォーキングをする人がいますが、これではなんの解決にもなりません。食事療法や運動療法は長期間継続することで真の効果を発揮します。

メタボリックシンドロームの原因は、日々の食習慣や生活習慣のなかに隠れています。本書ではみなさんが、それぞれにこの原因を見つけ、把握し、対応できるようにチェックリストを作成し、それに応じた食事のとり方、食品の選び方やメニュー、運動療法などを具体的にアドバイスしています。きっと、みなさんの健康増進に一役かってくれるはずです。長い年月のなかでできあがった食生活習慣を改善するのは容易なことではありませんが、これを機に今日からライフスタイル改善の第一歩を踏み出してみましょう。

本書を通じて、みなさんがメタボリックシンドロームを克服し、健康的な生活が送られることを願っています。

監修　高橋徳江

Contents

Staff

レシピ作成　高橋 徳江（管理栄養士）

カバー立体制作　長谷川 貴子

カバー撮影　溝口 清秀（千代田スタジオ）

本文イラスト　おうみ かずひろ、九重 加奈子

装丁・本文デザイン　清原 一隆（KIYO＊DESIGN）

校正　夢の本棚社

文・編集協力　今崎 智子

編集担当　篠原 要子

第1章

メタボリックシンドロームの基礎知識

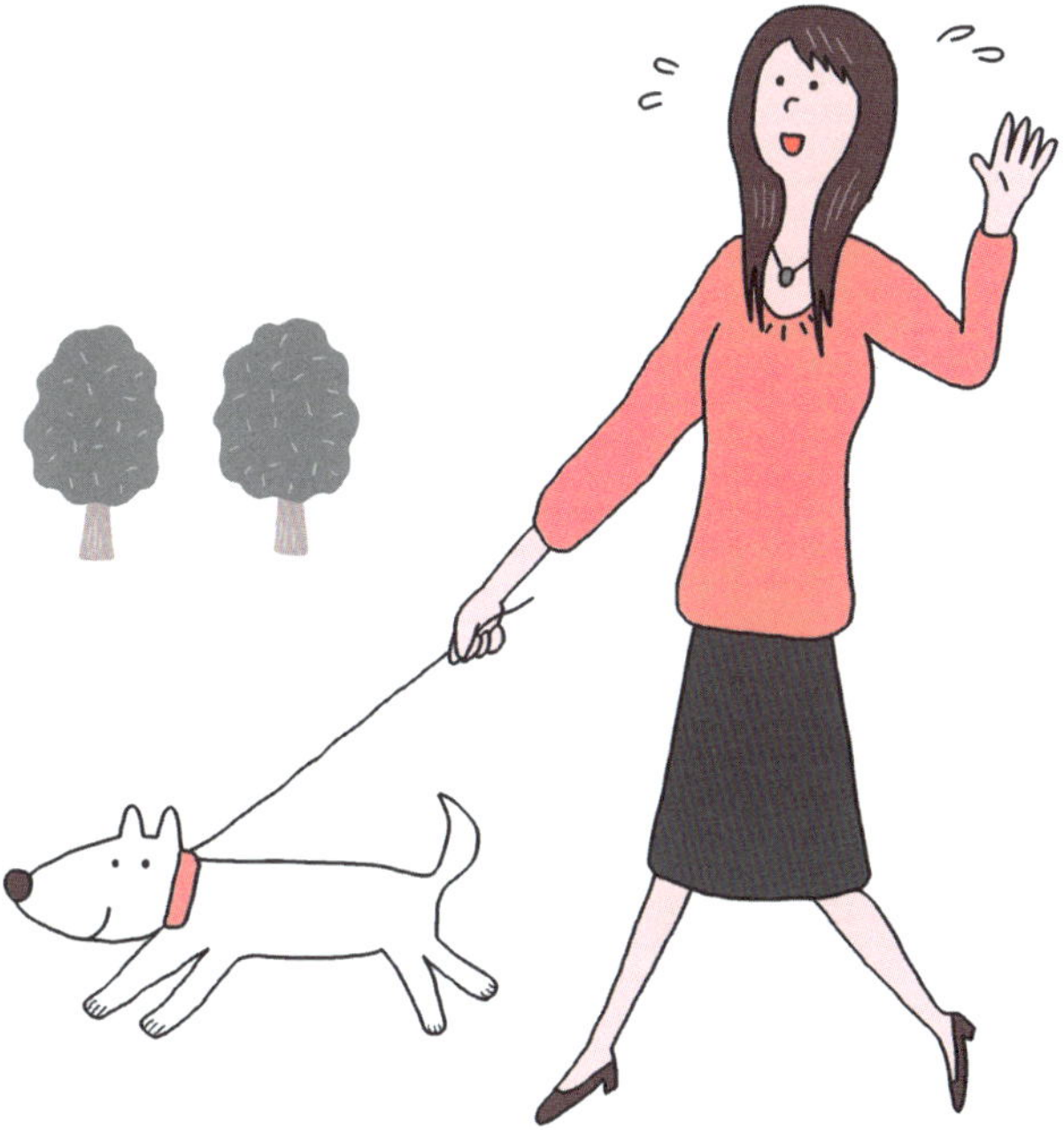

メタボリックシンドロームとは？

おなかポッコリだけではない

　最近、よく耳にする「メタボリックシンドローム」という言葉。おなかがポッコリと出ているのがよくないらしいけれど、とくに具合は悪くないから、自分には関係はない。そんな風に思っていませんか？

　メタボリックシンドロームとは、エネルギー（カロリー）のとり過ぎやストレス、運動不足などで異常に蓄積された内臓脂肪による肥満に加えて、①血圧、②血糖、③血清脂質のうち、ふたつ以上に異常がある状態をいいます。

生活習慣病のリスクが増加

　体型の変化以外に自覚症状はほとんどありません。しかし、放置していると、高血圧症や糖尿病、脂質異常症（高脂血症）など、それぞれの症状は軽度でも、複数を合わせもつことにより動脈硬化が進み、糖尿病の合併症や脳卒中、心筋梗塞、狭心症などの発症率が急激に増加します。

早期予防と対策の重要性

高血圧症、糖尿病、脂質異常症は、内臓脂肪型肥満が原因のひとつであることもわかってきました。つまり、高血圧の薬を飲んで血圧を下げたとしても、それは氷山の一角を崩したに過ぎず、水面下に大きく広がる内臓脂肪型肥満を解消しなければ、根本的な治療にはなりません。さらにほかの病気のリスクも背負うのです。

そのため、定期的に健康診断を受け、早い段階からメタボリックシンドロームの予防と対策を行うことが大切です。

メタボリックシンドロームのしくみ

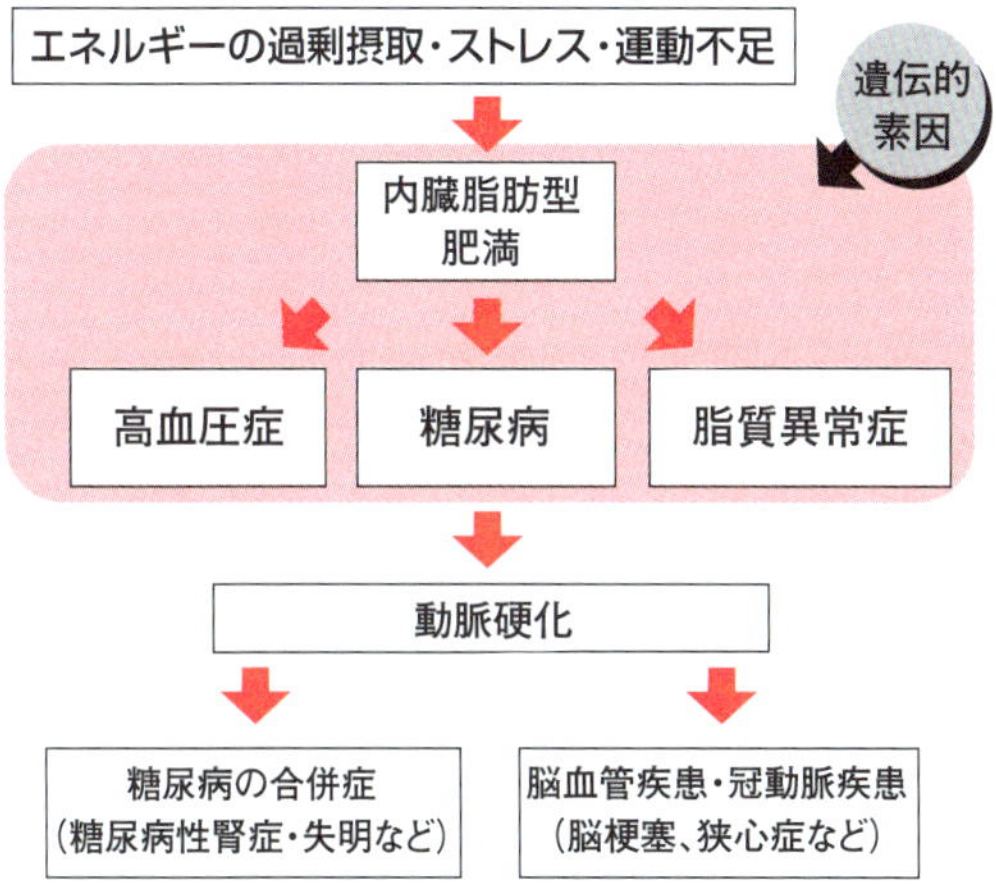

メタボリックシンドローム診断基準

腹囲を計測

メタボリックシンドロームは、内臓脂肪の量に加えて、血圧、血糖、血清脂質の値で判断します。

内臓脂肪は、内臓脂肪面積１００㎠以上が基準です。おへその高さの腹囲が、男性は85㎝以上、女性は90㎝以上が目安となります。腹囲が基準以下でも、内臓脂肪面積が１００㎠以上あるという「隠れ肥満」の場合もありますので、正確には、腹部ＣＴスキャンでの計測が必要です。

血圧・血糖値・血清脂質の基準

血圧、血糖値、血清脂質については、

①血圧は、収縮期血圧が１３０㎜Hg以上か、拡張期血圧が85㎜Hg以上、またはその両方に該当。

②血糖値は、空腹時が１１０㎎／dL以上。

③血清脂質は、中性脂肪が１５０㎎／dL以上か、ＨＤＬコレステロール値が40㎎／dL未満、またはその両方に該当。

メタボリックシンドローム診断基準

内臓脂肪　おへその高さの腹囲

男性:85cm以上　　女性:90cm以上

（内臓脂肪面積100cm^2以上）

＋

血圧　収縮期血圧:130mmHg以上
拡張期血圧:85mmHg以上

血糖値　空腹時:110mg/dL以上

血清脂質　中性脂肪:150mg/dL以上
HDLコレステロール値:40mg/dL未満

3つのうち、2つ以上が当てはまる

（日本動脈硬化学会、日本糖尿病学会、日本高血圧学会、日本肥満学会、日本循環器学会、日本腎臓病学会、日本血栓止血学会、日本内科学会　2005年）

内臓脂肪量に加えて、この3つのうち、ふたつ以上が当てはまるとメタボリックシンドロームと診断されます。

自分の健康状態をチェック

メジャーと健康診断の結果があれば、自分でも簡単にチェックすることができますので、まずは自分の健康状態を調べてみましょう。

もし、しばらく健康診断を受けていないので、血圧や血糖、血清脂質の値がわからないという場合は、この機会に血液検査や血圧測定を受けることをおすすめします。

メタボリックシンドロームの要因1

内臓脂肪型肥満

ふたつのタイプの肥満

肥満には、「皮下脂肪型肥満」と「内臓脂肪型肥満」があります。おなかをつまんでみると、皮下脂肪型肥満はたくさんつまむことができるのに対し、内臓脂肪型肥満はあまり多くはつまめません。これは脂肪のつき方が異なるからです。それぞれの肥満の特徴をみてみましょう。

皮下脂肪型肥満とは、お尻や腰回り、太ももなど、下半身を中心に脂肪がたまる肥満のことをいいます。女性に多い肥満のタイプで、洋なしのような体型になるため、「洋なし型肥満」とも呼ばれます。

一方、内臓脂肪型肥満は、内臓の回りに脂肪がたまる肥満で、おなかがポッコリと出るのが特徴です。たいこ腹、ビール腹と呼ばれるのも、実は内臓脂肪型肥満なのです。男性に多い肥満のタイプですが、女性も閉経後に多くみられます。りんごのような体型になるため、「りんご型肥満」とも呼ばれます。

肥満の種類

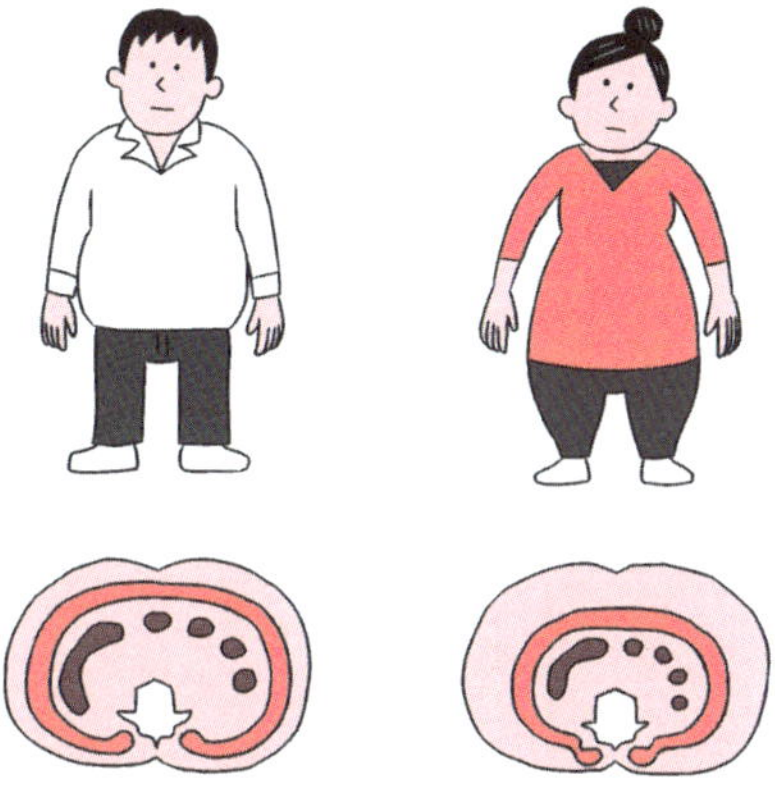

内臓脂肪型肥満
＜りんご型肥満＞

皮下脂肪型肥満
＜洋なし型肥満＞

皮下脂肪と内臓脂肪の役割

皮下脂肪には、体内の熱が逃げないようにする保温の役割と、外部の衝撃から内臓を守る役割があります。内臓脂肪には、内臓を本来あるべき位置に正しく固定する役割があります。どちらもある程度は必要なものですが、過剰に蓄積されると肥満になります。

内臓脂肪はなぜこわい？

同じ肥満でも、なぜ内臓脂肪型肥満が問題とされるのでしょうか？

脂肪細胞は、エネルギーを蓄えるほかに、体にさまざまな影響を及ぼすアディポサイトカインという生理活性物質を分泌しています。アディポサイトカインには、善玉と悪玉の2種類があり、皮下脂肪と内臓脂肪では分泌のされ方が異なります。なぜなら皮下脂肪の場合は脂肪が分解されて、おもに全身に運ばれ、筋肉などで燃焼するのに対し、腸間膜に分布している内臓脂肪の場合は、分解されたものが肝臓に流入してしまうからです。

正常な脂肪細胞からは、善玉のアディポサイトカインであるアディポネクチンが分泌されます。これは、血管の炎症を抑えて、動脈硬化を防ぎ、さらには脂質異常症や糖尿病、高血圧症、がんを防ぎます。また、レプチンは食欲を調節して、脂肪の分解を促します。

ところが、内臓脂肪の増加に伴い、アディポネクチンは減少し、脂肪細胞は肥大化して攻撃因子である悪玉のアディポサイトカインが分泌されるのです。たとえば、悪玉のアディポサイトカインのひとつPAI−1は血栓をできやすくし、動脈硬化を進行させてしまいます。アンジオテンシノーゲンは血管を収縮させて血圧を上昇させるため、高血圧症の原因となります。ＴＮＦ－αは細胞内へのブドウ糖の取り込みを減少させ、インスリン抵抗性を起こしたり、血管壁に炎症を起こし、動脈硬化を促進させます。

アディポサイトカインのほかにも、ＦＦＡ（遊離脂肪酸）はエネルギー過剰になると中性脂肪値を上昇させ、ＨＤＬコレステロールが減少します。その結果、脂質異常症を発症させます。

このように、内臓脂肪型肥満は、同時に複数の生活習慣病のリスクを背負うことになるのです。

脂肪細胞から分泌される おもなアディポサイトカイン

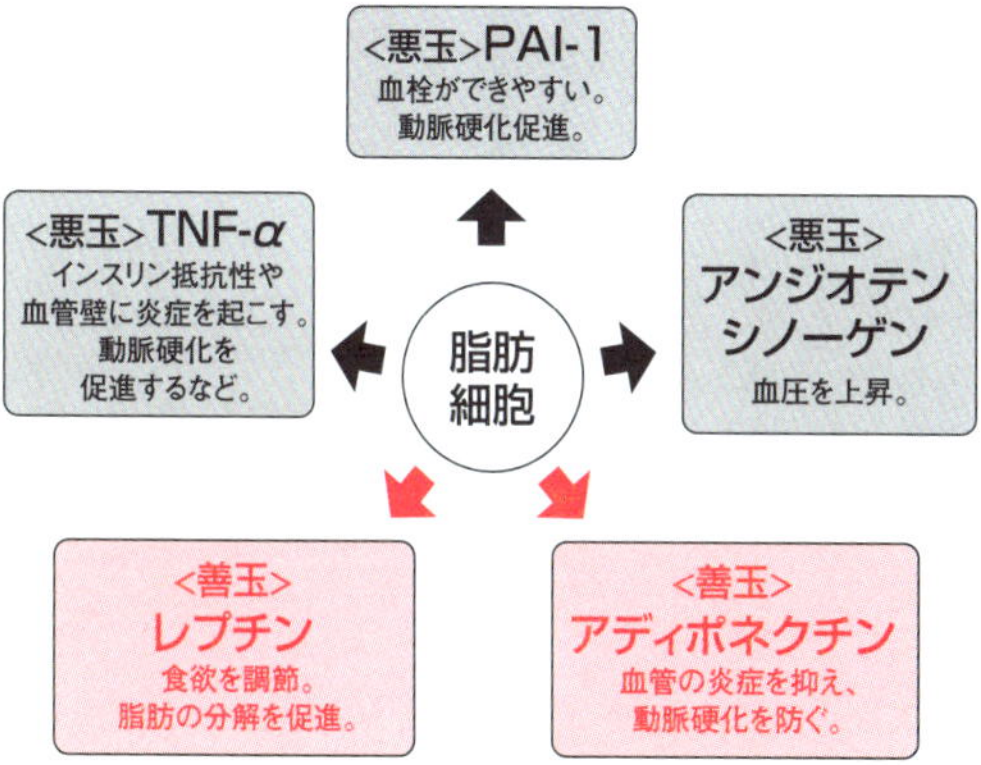
<悪玉>PAI-1
血栓ができやすい。
動脈硬化促進。
<悪玉>TNF-α
インスリン抵抗性や
血管壁に炎症を起こす。
動脈硬化を
促進するなど。
脂肪細胞
<悪玉>
アンジオテンシノーゲン
血圧を上昇。
<善玉>
レプチン
食欲を調節。
脂肪の分解を促進。
<善玉>
アディポネクチン
血管の炎症を抑え、
動脈硬化を防ぐ。

メタボリックシンドロームの要因２

脂質異常症（高脂血症）

脂質異常症とは？

コレステロール値と中性脂肪値に異常がある状態を「脂質異常症」といいます。動脈硬化学会は２００７年に、「高脂血症」の内容を見直し、「脂質異常症」と改めました。全身にコレステロールを運ぶＬＤＬ値が高い「高ＬＤＬコレステロール血症」、余ったコレステロールを回収するＨＤＬ値が低い「低ＨＤＬコレステロール血症」、エネルギーを凝縮した形で蓄積している中性脂肪の値が高い「高中性脂肪血症」の３つに分かれます。

脂質異常症のこわさ

過剰な脂質が血液中を流れると、血管の壁の内部にたまり、動脈硬化を発症しやすくなります。しかし、脂質異常症は、体に目立った症状が出ないため、合併症が起こった時点で判明することがほとんどです。またエネルギー代謝にも異常が起こり、肝臓や膵臓などにも影響を及ぼします。

メタボリックシンドロームとの関係

過剰に蓄積された内臓脂肪からは、ＦＦＡ（遊離脂肪酸）が分泌されます。これは、肝臓で中性脂肪を作る原料になります。中性脂肪とＨＤＬコレステロールの量は反比例する関係にあることから、中性脂肪量が増加すると、ＨＤＬコレステロール値が減少します。このことから、メタボリックシンドロームでは、血清脂質のうち、中性脂肪が１５０㎎／dL以上、ＨＤＬコレステロール値は40㎎／dL未満を診断基準としています。

脂質異常症の診断基準

血清脂質	基準値	脂質異常症の場合
LDLコレステロール	70〜139mg/dL	140mg/dL以上
HDLコレステロール	40mg/dL以上	40mg/dL未満
中性脂肪	50〜149mg/dL	150mg/dL以上

（日本動脈硬化学会「動脈硬化性疾患診療ガイドライン2007年版」）

メタボリックシンドロームの要因3

高血糖（糖尿病）

高血糖と糖尿病とは？

食べ物に含まれる糖質は、ブドウ糖に分解されたのち、エネルギーとして利用されるために、肝臓から血液によって全身に送られます。このとき、膵臓から分泌され、筋肉など全身の細胞に効率よくブドウ糖を取り込む役割をもつインスリンが十分に分泌されなかったり、分泌されても、うまく働かなかったりすると血糖値が高くなります。これを「高血糖」といい、この状態が継続する状態を「糖尿病」といいます。

糖尿病のこわさ

血糖値が高い状態が長く続くと、つねに血糖にさらされている血管は劣化して、網膜症からの失明や、人工透析が必要となる腎症、神経障害、足の壊疽《えそ》、動脈硬化から脳梗塞などを発症する危険性があります。

糖尿病は自覚症状が出にくい病気ですが、このような合併症が起こらないようにするために治療が必要なのです。

メタボリックシンドロームとの関係

内臓脂肪の過剰な増加により悪玉の生理活性物質であるTNF－αが分泌されます。TNF－αは、インスリン抵抗性を招き、高血糖を引き起こします。

糖尿病の判定では、空腹時に血糖値を計測した結果と、空腹時にブドウ糖を溶かした水を飲み、2時間後に血糖値を計測した結果の両方を用います。メタボリックシンドロームでの血糖値の基準は、空腹時に110mg／dL以上で、糖尿病の一歩手前の段階から問題とされています。

糖尿病の診断基準

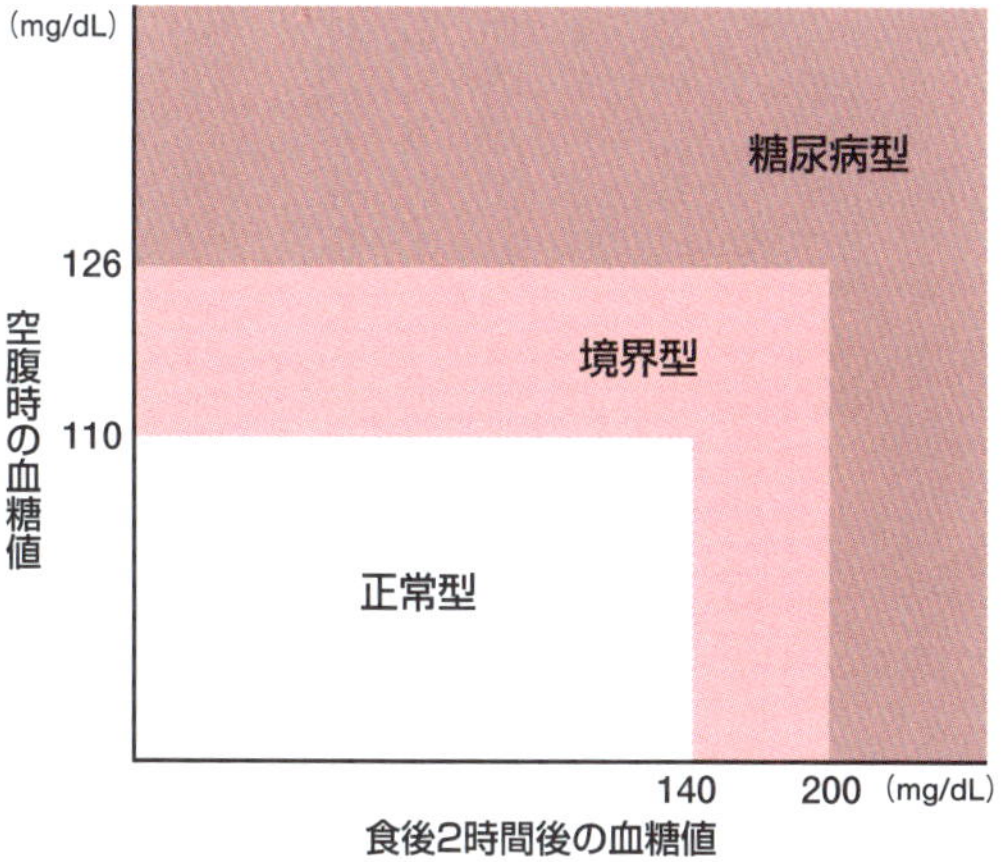

（日本糖尿病学会　1999年）

高血圧症

高血圧症とは？

心臓から送り出された血液が、血管の壁に与える圧力を血圧といいます。心臓が収縮したときに、もっとも血管に強い圧力がかかります。これを収縮期血圧（最大血圧）と呼びます。また、心臓に血液がため込まれ拡張したときにも、圧力がかかり、これは拡張期血圧（最小血圧）と呼ばれます。この収縮期血圧と拡張期血圧のいずれも高い状態が続くのが「高血圧症」です。

高血圧症のこわさ

高血圧症を放置し続けると、高い圧力に耐え続けるために、血管の壁が硬く厚くなり、血管が流れるスペースが狭くなってしまいます。これにより、さらに血圧が高くなるだけでなく、コレステロールなどの老廃物がたまりやすくなるという悪循環が起こり、動脈硬化が進んでしまいます。さらに、脳血管障害や心筋梗塞などを引き起こす原因にもなります。

メタボリックシンドロームとの関係

高血圧症の原因は、遺伝や食塩の過剰摂取、飲酒などのほか、内臓脂肪の蓄積があげられます。内臓脂肪の蓄積により、悪玉の生理活性物質であるアンジオテンシノーゲンが分泌されると同時に、「インスリン抵抗性」を引き起こすと、血液中の塩分濃度が高まり、血圧が上昇します。

メタボリックシンドロームでの血圧の基準は、収縮期血圧が１３０㎜Hg以上、拡張期血圧は85㎜Hg以上となっています。高血圧の基準からいえば、血圧としては、やや高いかなというくらいの数値です。しかし、複数のリスクを背負うメタボリックシンドロームでは、やや高めの状態から、すでに危険であると判断されます。

高血圧の診断基準

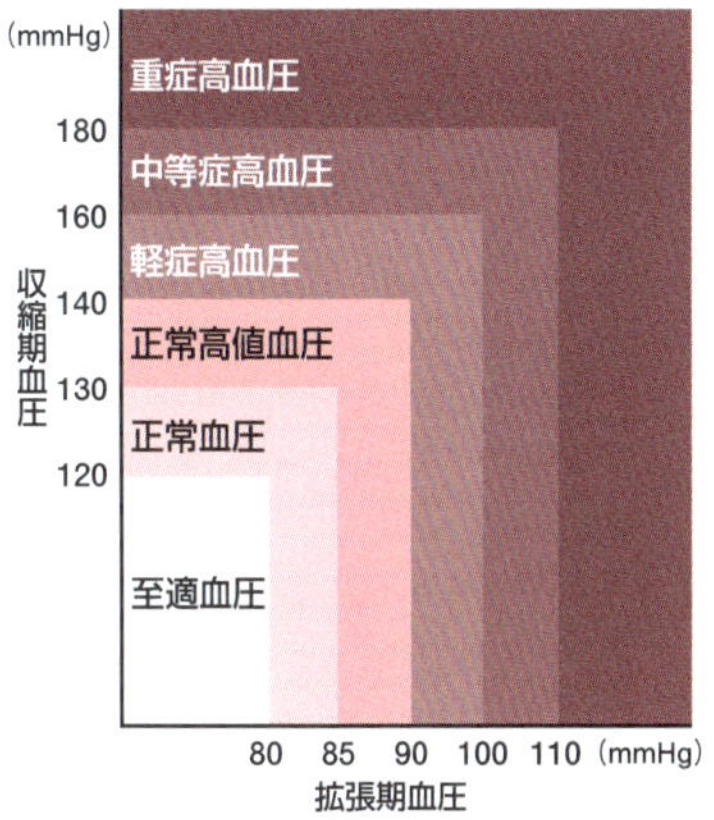

(日本高血圧学会「高血圧治療ガイドライン2004年版」)

メタボリックシンドロームと動脈硬化

動脈硬化とは？

内臓脂肪型肥満に、脂質異常症や高血糖、高血圧症を伴うメタボリックシンドロームで発症する危険性が高くなる「動脈硬化」とは、いったいどのような病気なのでしょうか？

酸素と栄養を全身に送る役割をもつ動脈は、本来弾力性のある血管です。しかし、動脈の柔軟性が低下して硬くなったため、もろくなったり、血管壁が厚くなり血液の流れが悪くなることがあります。この状態を動脈硬化といいます。

動脈硬化の種類と原因

動脈硬化には、「細動脈硬化」「中膜石灰化硬化」「粥状《じゅくじょう》動脈硬化」の3種類があります。細動脈硬化は、腎臓や目、脳のなかでも細かい動脈に起こる動脈硬化です。中膜石灰化硬化は、加齢が原因で血管の一部が石灰化し、硬くなります。粥状動脈硬化は、血液中のコレステロールなどが血管壁の内部にたまることで起きます。一般には、動脈硬化というと、粥状動脈硬化のことを指します。

動脈硬化の危険性

動脈硬化は、初期には自覚症状がほとんどありませんが、肩こりや頭痛、胸の痛みなどを感じるようになると、症状はかなり進んでいます。動脈硬化により、血液の流れが途絶えると、そこから先へは酸素や栄養が届かなくなり細胞が死んでしまいます。これが心臓で起こると心筋梗塞、脳で起こると脳梗塞など、命にかかわる危険な病気の原因となってしまうのです。また、これらの病気で一命を取り留めたとしても、重い後遺症や寝たきりになってしまう可能性があります。そのため、動脈硬化に至る前に、メタボリックシンドロームを解消しておくことが重要なのです。

動脈硬化とは？

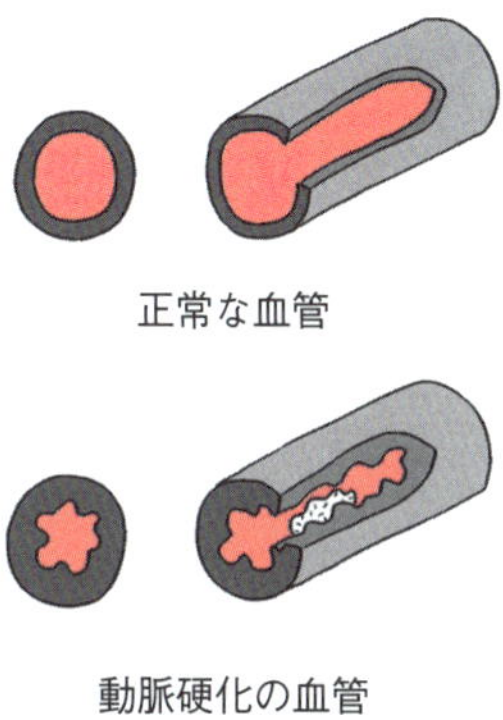

動脈硬化が関係する病気

冠動脈疾患

心臓を動かす筋肉である「心筋」に酸素と栄養を供給する「冠動脈」が、動脈硬化となり発症する病気を総合して「冠動脈疾患」と呼びます。「狭心症」と「心筋梗塞」のふたつに大きく分けることができます。

狭心症は、冠動脈が動脈硬化になった結果、心筋へ送り込まれる血液の流れが滞る症状で、締め付けられるような胸の痛みや圧迫感を感じます。発作は、1～2分ほど、長くても5～10分ほどなので、安静にして症状がおさまるのを待ちます。

心筋梗塞は、動脈硬化となった冠動脈に血の塊である「血栓」が詰まり、その先へ血液が送られなくなるため、心筋の組織の一部が死ぬ症状です。胸全体にとても激しい痛みを感じ、さらにその痛みが肩や首、腕、背中などに及ぶことがあり、その状態が30分以上続きます。命にかかわる危険性がありますので、すぐに病院での処置が必要です。

脳血管疾患

脳の血管に障害が起こることで発症する病気を「脳血管疾患」といい、「脳梗塞」「脳出血」「くも膜下出血」の3種類があります。このうち、脳の周囲の血管が破れるくも膜下出血は、先天的な原因で起きることが多く、メタボリックシンドロームとの関係はあまり指摘されていません。

脳梗塞は、動脈硬化によって血栓が血管に詰まり、血流が止まった結果、脳細胞の一部が死ぬ病気です。頭痛やめまい、耳鳴り、目のかすみ、言葉のもつれ、手足のしびれなどの前兆がみられることがあります。起きた部位により、手足の麻痺《まひ》やしびれ、言語障害などが起きることがあります。

脳出血は、もろくなった脳の血管が破れる病気です。流れ出た血液が固まり、脳を圧迫します。発症時には、頭痛や嘔吐などの発作のほか、意識を失うことがあります。後遺症には、下半身麻痺が残ることがあります。

どちらも命にかかわり、後遺症などの面からも初期対応がとても重要な病気です。発作が起きたら、すぐに救急車を呼び、専門医の治療が必要です。

メタボリックシンドロームが原因となる病気2

糖尿病が関係する病気

糖尿病合併症

メタボリックシンドロームの要因のひとつでもある糖尿病が進行すると、さまざまな合併症が引き起こされます。なかでも代表的なものが、「三大合併症」と呼ばれる「網膜症」「腎症」「神経障害」です。

①網膜症は、ある対象物を見るときに外界からの光を受けて脳に伝達する、カメラのフィルムにあたる目の網膜に起きる障害です。高血糖の状態が続くと、網膜に張り巡らされている細かい血管（細小血管）が破れやすい状態になります。そのため、ちょっとした衝撃で大出血を起こし、失明や視力の低下を招くことがあります。

網膜症のほかにも、水晶体が濁って視力低下が起こる「白内障」や、見える範囲が狭くなる「緑内障」を発症する場合があります。

②腎症は、体の中の老廃物を濾過《ろか》し、尿として体の外へ排出する腎臓の機能が低下する病気です。高血糖の状態が続くことで、

腎臓の細い血管が硬く狭くなると、濾過作用が効かずに、老廃物が腎臓に蓄積されるほか、体に必要なたんぱく質まで体外に排出してしまうのです。このため、体がむくんだり、だるくなったり、食欲や意識が低下したりなどの症状があらわれます。悪化すると老廃物を体外に排出するために、人工透析を受けなければならなくなります。

③神経障害は、手や足などの末梢神経や自律神経に、さまざまな障害が起きる病気で、高血糖により、神経に栄養を供給する毛細血管が詰まったり、神経がむくむことで起こります。末梢神経の場合は手足のしびれや痛み、自律神経の場合は脳貧血や食欲不振、下痢や便秘、勃起障害などの症状があらわれます。これは高血糖の状態が続くことで、毛細血管が詰まってしまうため、神経にまで栄養が行き渡らなくなることで起こります。とくに足先には注意が必要です。けがややけどをしても気づかず放置していると、やがて壊疽を起こして、足を切断しなければならない場合もあります。

いずれも、体のさまざまな機能に影響を及ぼしますので、高血糖の状態、または糖尿病初期の段階で早めに食い止め、合併症に至らないようにすることが大切です。

メタボリックシンドロームが原因となる病気3

内臓脂肪型肥満が関係する病気

高尿酸血症

尿酸は、食品のなかに含まれるプリン体を肝臓で分解した際に発生する物質です。血液中の尿酸値が高い症状を「高尿酸血症」といいます。これは内臓脂肪の過剰な蓄積によりインスリン抵抗性が起こり、肝臓の機能が低下したことで発症します。

ふつう尿酸は血液中に溶けていますが、過剰になると結晶化して、関節や皮下などに蓄積されます。長い間、尿酸が関節などに蓄積されると、足の親指やひざの関節に激しい痛みを伴う「痛風」になり、尿路にたまると「尿路結石」になります。

脂肪肝

「脂肪肝」とは、肝臓に中性脂肪が過剰にたまった状態をいいます。おもに食べ過ぎやお酒の飲み過ぎが原因ですが、内臓脂肪の過剰な蓄積によりＦＦＡ（遊離脂肪酸）が分泌され、中性脂肪が増加してしまうことも原因となっています。このような状態が続くと、肝細胞が破壊されて、細胞内に存在する酵素が血液中に流れ込んでしまいます。自覚症状がないので放置されやすく、「肝炎」「肝硬変」に進行することがあるので注意が必要です。

睡眠時無呼吸症候群

睡眠中に呼吸が何度も止まる症状を「睡眠時無呼吸症候群」といいます。これは扁桃腺肥大や軟口蓋、舌の沈下のほか、肥満により首の周囲に脂肪がつき、上気道が塞がれることで起きます。睡眠が浅くなるため、日中に眠くなるなど、日常生活に支障が出るだけでなく、心臓に負担がかかり心筋梗塞などの原因にもなります。

胃食道逆流症

「胃食道逆流症」とは、胃酸が逆流し食道に入るために、胸焼けや胸の痛み、食べ物が飲み込みにくくなる症状をいいます。これは、内臓脂肪の過剰な蓄積により、胃が圧迫されるために起こります。何度も胃酸が逆流すると食道の粘膜の組織の破壊と再生をくり返し、そのうち食道の粘膜が胃の粘膜に近い組織に変化し、「食道がん」にかかりやすくなります。

メタボリックシンドローム克服のポイント1

食事と運動で内臓脂肪を減らす

内臓脂肪型肥満解消が近道

メタボリックシンドロームの4つの要因である、内臓脂肪型肥満、脂質異常症、高血糖、高血圧症のうち、メタボリックシンドローム克服のポイントになるのが内臓脂肪型肥満です。

なぜなら、悪玉の生理活性物質を分泌し、さまざまな生活習慣病を発症する原因となる内臓脂肪型肥満を解消することが、いちばんの近道だからです。

内臓脂肪の特徴を知る

内臓脂肪の細胞は、皮下脂肪の細胞よりも代謝活性が高いことから、皮下脂肪に比べて、内臓脂肪はたまりやすく、落ちやすいという特徴があります。そのため、内臓脂肪は普通預金、皮下脂肪は定期預金に例えられます。

適切な対策を実践することで、比較的簡単に内臓脂肪減少を実感することができ、これが励みとなることでしょう。

内臓脂肪がたまる原因と対策

内臓脂肪がたまる原因は、おもにエネルギーのとり過ぎと運動不足です。体内に取り入れるエネルギーの量が増えているのに対し、エネルギーを消費する運動量が少なくては、内臓脂肪はたまるいっぽうです。これを解消するには、収支のバランスをマイナスにしなくてはなりません。

まずは、自分の食生活を見直し、油の多いものや甘いものを控えたりするなどして、摂取エネルギーを抑えることが重要です。体のためには量だけでなく、栄養のバランスを考えることも大切です。また、お酒の量も適量を心がけたいものです。

同時に、適度な運動も必要です。テニスやジョギングのような激しい運動は必要ありません。ウォーキングのような有酸素運動が適しています。時間を取ってウォーキングするのが難しいのであれば、エスカレーターを使わずに階段を利用したりと、意識して体を動かすことを習慣化していきましょう。

自分のそれまでの悪い生活習慣を見直し、よい生活習慣にかえて、継続していくことが重要なのです。

メタボリックシンドローム克服のポイント2

生活習慣全体を見直し健康を維持

生活のリズムを整える

メタボリックシンドロームでは、日々の生活や精神面なども大きく影響しています。たとえば、自律神経が乱れると、通常であれば日中に活発になるはずの交感神経が優位にならず、代謝の悪い体になり太りやすくなってしまいます。

まずは睡眠を十分にとることが重要。そして、1日の体のリズムを食事に合わせることも必要です。なぜなら、もともと脂肪は飢餓状態に備えて、エネルギーを蓄える役割があるからです。そのため、食事の間隔が長くなり空腹の状態が続くと、飢餓状態だと勘違いして、摂取したエネルギーを即、脂肪として蓄積してしまうのです。また、夜遅くに食事をとって寝てしまうと、エネルギーを消費しないまま、脂肪を蓄えることになります。

これらを考慮すると、基本は1日3食、食事をきちんととることが大切です。とくに朝食を食べることで、脳が目覚めるだけでなく、胃腸の働きも活発になり、１日の生活にリズムが生まれます。

ストレス解消

人間関係の悩みや仕事のプレッシャーなど、現代人はさまざまなストレスを抱えています。このようなストレスから過食となり、内臓脂肪をためる原因になることがあります。

スポーツをしたり、気分転換するなど、ストレスがたまり過ぎないうちに解消することが、心のためにも、体のためにも必要です。

禁煙も大事

たばこに含まれるニコチンは、ＬＤＬコレステロールを酸化させ、動脈の内壁を傷つけます。さらに、交感神経の働きを高めて血圧を上げたりするため、動脈硬化の原因になるのです。また、たばこに含まれる発がん性物質により、がんになる危険性も高まります。これは、たばこを吸う本人だけでなく、その周囲で煙を吸う人にまで悪影響を及ぼします。たばこは「百害あって一利なし」と考えて、１日も早く禁煙するようにしましょう。

自分の健康は自分で管理する時代

メタボリックシンドロームと日本の現状

　２００５年の調査（厚生労働省）によると、日本ではメタボリックシンドロームと診断される人とその予備軍が約２千万人いるといわれています。これは40歳から74歳の男性の２人に１人、女性の５人に１人の割合となっています。そのため、40歳から74歳の全国民を対象に、２００８年４月から実施される「特定健康診査」では、メタボリックシンドロームに関する項目が加わったほか、企業が行う健康診断においても腹囲の計測が義務化されるなど、国を挙げての対策が急速に進められています。

　このような背景には、まず和食中心の食事から脂肪の多い洋食へと変化し、摂取エネルギー量が増加したことが挙げられます。また、体を使って行う仕事から、デスクワークの仕事が多くなり消費エネルギーが減少し、体が機能するために最低限必要な基礎代謝も低下したこと、さらにストレスの多い生活によりアルコール消費量が増えたことなども影響しています。これら社会全体の変化が、メタボリックシンドローム増加の大きな要因となっています。

子どもとメタボリックシンドローム

最近では、買い食いや孤食、運動不足などにより、肥満の子どもが増え、メタボリックシンドロームは大人だけでなく、子どもにも大きな問題となってきています。

しかし、成長期の子どもにとって、無理なダイエットは禁物です。生活習慣病を予防し、健康な体作りをするためには、体重の増減だけに注目するのではなく、バランスのよい食生活と適度な運動を習慣づけることが大切です。ただし、子どもは、自分で管理することはできません。そのため、大人が食事を出すタイミングを考え、その摂取量を調節したり、運動する機会を子どもに与えたりなどする必要があります。

家庭の生活習慣は、子どもだけの問題ではありません。メタボリックシンドロームに家族全員で取り組むことが大切です。

定期的に健康診断でチェック

メタボリックシンドロームの要因となる脂質異常症や糖尿病、高血圧症は、初期には自覚症状が出にくいのが特徴です。内臓脂肪型肥満についても、見た目ではわかりにくい「隠れ肥満」の場合があります。

手遅れにならないためにも、最低でも年に一度は、健康診断を受けて、自分の体の状態をつねに把握することが大切です。

また、すでに脂質異常症や糖尿病、高血圧症と診断された場合には、さらに深刻な病気のリスクを背負っていると考え、しっかり治療することが重要です。

日頃から健康意識をもとう

メタボリックシンドロームは、食生活や運動などの生活習慣を改善することができれば解消することが可能で、さらにメタボリックシンドロームの先にある数多くの生活習慣病を未然に防ぐこともできます。

しかし、医師や管理栄養士などからアドバイスを受けることはできますが、薬や治療を受けるだけでは、根本的な治療とはなりません。生活習慣を改善する行動の主体となるのは、あくまで自分です。自分の健康は自分で管理するという意識をつねにもち、定期的に健康状態をチェックして、正しい食生活と適度な運動を心がけ、健康な体を維持しましょう。

第2章

メタボリックシンドローム
自己チェックと対策

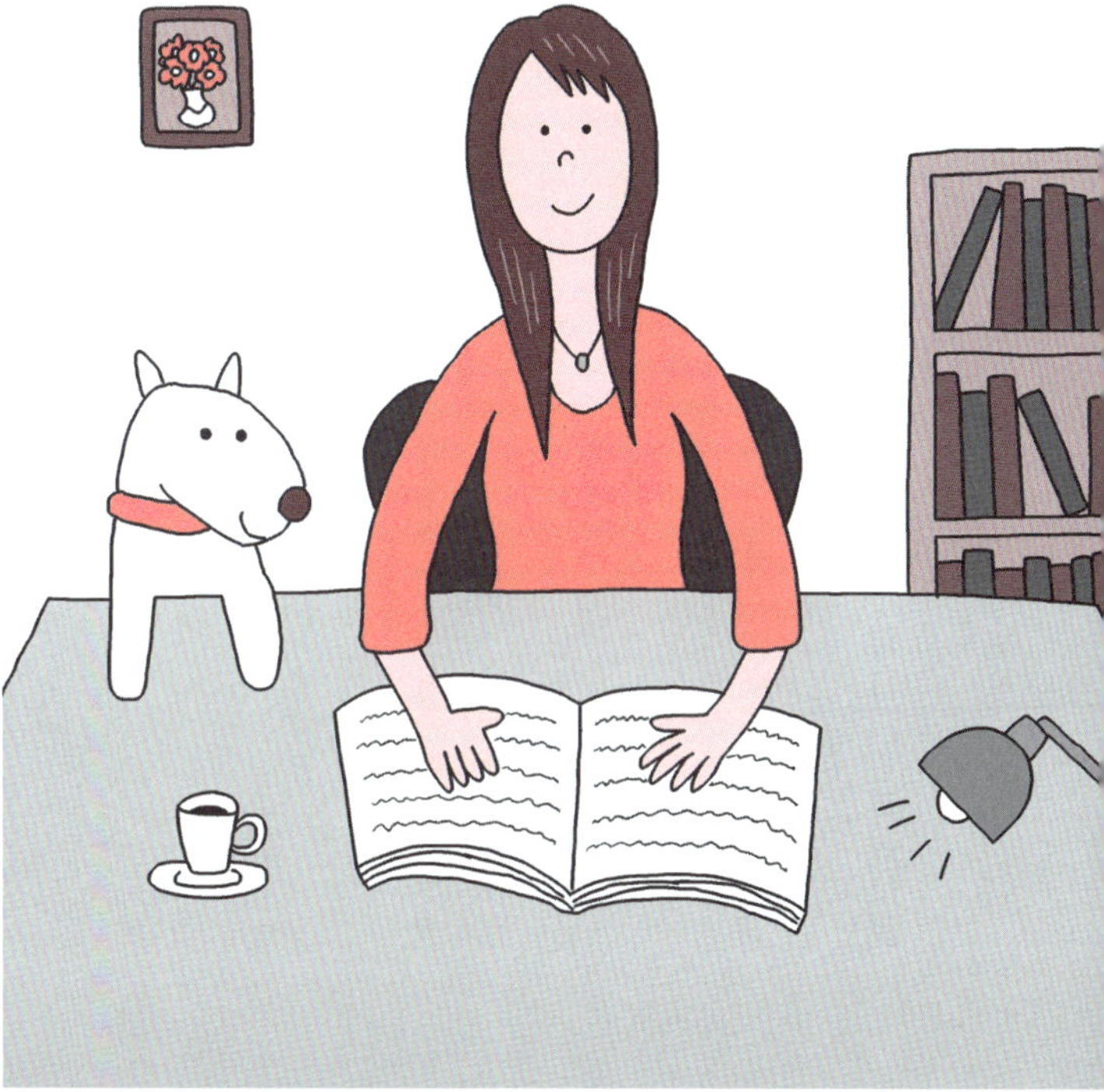

肥満度チェック

肥満の判定

メタボリックシンドロームでは、内臓脂肪型肥満を解消することが大切です。自分の肥満の程度を知り、健康維持に役立てましょう。肥満を判定する方法には、腹囲の測定、ＢＭＩ、体脂肪率測定があります。

●腹囲の測定

腹囲は、男性が85㎝以上、女性が90㎝以上が内臓脂肪型肥満の可能性ありと判定されます。腹囲の計測は、おへそのある位置から水平にメジャーで測ります。

●体格指数ＢＭＩ

国際的な判断基準であるＢＭＩ（ボディ・マス・インデックス）は、身長と体重のバランスで判定され、日本では「22」が適正値とされています。

●体脂肪の測定

体組成計を用い、体内に微弱な電気を通し、体に占める脂肪の割合を計測します。食後と入浴直後を避け、毎日同じ時間に測定します。

腹囲　<　　cm>

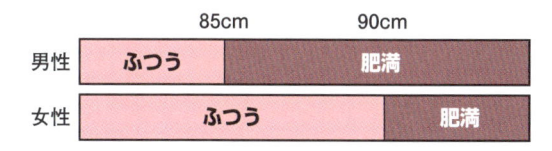

85cm　　90cm

男性	ふつう	肥満
女性	ふつう	肥満

BMI　<　　　>

ＢＭＩの求め方

BMI＝体重(kg)÷〔身長(m)×身長(m)〕

18.5　　25.0

男性 女性	やせ	ふつう	肥満

標準体重の求め方（BMIの計算式の応用）

標準体重(kg)＝身長(m)×身長(m)×22(BMI標準値)

※身長と体重が同じでも、筋肉量や骨格によって肥満度が変わるため、標準体重はあくまでも目安と考えましょう。

体脂肪率　<　　%>

体脂肪率の求め方

体脂肪率(%)＝
体脂肪量(kg)÷体重(kg)×100

15%　　20%　　25%　　30%

男性	少ない	標準	やや多い	多い
女性	少ない	標準	やや多い	多い

※家庭用の体脂肪計で測定する場合、メーカーによって体脂肪率の基準値等が異なる場合があります。
また、体調や測定時間、方法によって数値が微妙に変化します。

生活習慣・運動習慣・食生活チェック

自分の日常生活を振り返る

メタボリックシンドロームの予防と改善には、今の自分を知ることがまず大切です。健康のために、ふだん、どのような生活をしていますか？　運動は足りているでしょうか？　また、食事は、バランスよくとれていますか？

次のページからはじまる、生活習慣・運動習慣・食生活の3つのチェックリストで、自分の日常生活を振り返ってみましょう。

チェック項目について

生活習慣チェックでは、おもに生活のリズムやメタボリックシンドロームの症状がすでにあるかどうか、また遺伝的要因についてもチェックします。運動習慣チェックでは、運動だけではなく、日常の生活で消費されるエネルギーについても調べます。食生活チェックでは、メタボリックシンドロームの要因である高血圧症、糖尿病、脂質異常症の可能性についても探ります。

生活習慣チェック

該当する項目に○をつけてください。ついた○の数で判定します。

1	たばこを吸う	
2	睡眠時間が少ない	
3	食べるとすぐ横になる	
4	10年前に比べて、ウエストが10cm以上増えた	
5	両親や兄弟（姉妹）が太っている	
6	テレビを見る時間が長い	
7	残業が多く、ストレスを感じる	
8	鏡で自分の体型をチェックしていない	
9	最後に体重をチェックしたのは 2 週間以上前だ	
10	太っているのに、お腹がつまみにくい	
11	両親または兄弟に、脳梗塞や心筋梗塞にかかった人がいる	
12	血圧が高めと診断されたことがある	
13	血糖値が高めと診断されたことがある	
14	中性脂肪が高めと診断されたことがある	
15	HDLコレステロール値が低めと診断されたことがある	

0～2　今のところ問題はありませんが、安心は禁物です。

3～5　生活習慣にやや問題があります。意識改革を行い、生活改善に努めましょう。

6～8　メタボリックシンドロームの危険性があります。生活改善を怠らないようにしましょう。

9～　メタボリックシンドロームの危険性があり、医師の診断が必要です。

運動習慣チェック

該当する項目に○をつけてください。ついた○の数で判定します。

1	休日は外に出かけずに、家でゴロゴロしていることが多い	
2	最近、汗ばむほどの運動をした記憶がない	
3	買い物や仕事で車を利用することが多い	
4	自分でも運動不足だと思う	
5	家事をするのがおっくうに感じる	
6	電車やバスに乗ると必ず座る	
7	階段は使わず、必ずエスカレーターやエレベーターを使う	
8	かつては運動をしていたが、やめてしまった	
9	朝からだるく疲労感を感じる	
10	一緒に運動する相手がいない	
11	定期的な運動をしていない	
12	運動する時間がない	
13	運動が嫌い、好きな運動がない	
14	夜になると疲れを感じる	
15	自分の運動量（歩数など）を意識していない	

0～2　今のところ問題はありません。このまま運動を継続しましょう。

3～5　運動習慣にやや問題があります。気づいたときに、意識的に運動しましょう。

6～8　メタボリックシンドロームになる危険性があります。積極的に体を動かしましょう。

9～　メタボリックシンドロームの危険性があります。意識的に体を動かすことを心がけましょう。

食生活チェック

該当する項目のアルファベットすべてに○をつけてください。
ABCそれぞれについた○の数で判定します。

1	ごはん、パン、めんなどの主食をおかわりすることが多い	A		C
2	野菜や海藻、きのこ、こんにゃくをあまり食べない	A	B	C
3	お酒が好きで、よく飲む	A	B	C
4	お菓子や果物が大好きで、おやつやデザートとしてよく食べる	A		C
5	ジュースやスポーツ飲料をよく飲む	A		C
6	揚げ物が好物でよく食べる	A	B	C
7	カレー、シチューなど、こってりした洋食が好きでよく食べる	A	B	C
8	肉料理が多く、魚や大豆製品は毎日食べない	A	B	C
9	早食いだ	A	B	C
10	朝食を抜くなど、食事が不規則	A	B	C
11	夕食を遅い時間にとることが多い	A	B	C
12	漬物、佃煮、塩ざけ、たらこなど、塩分の多いものをよく食べる		B	
13	テーブルに置いてある塩やしょうゆをよく使う		B	
14	めんつゆやラーメンのスープを全部飲む		B	
15	牛乳やヨーグルトは、ほとんどとらない		B	

A・B・C各0～2　食生活はまずまず良好です。○のついた内容を改善するよう努力しましょう。

Aが3以上　血糖値に問題がある可能性があります。3章・4章の糖印を参考に食生活を改善しましょう。

Bが3以上　血圧に問題がある可能性があります。3章・4章の高印を参考に食生活を改善しましょう。

Cが3以上　血清脂質に問題がある可能性があります。3章・4章の脂印を参考に食生活を改善しましょう。

A・B・C各5～　食生活は要注意状態です。もう1度基本に戻って、食生活全体を見直す必要があります。

生活日記をつけてみよう

まずはふだん通りに1週間

自分の日常生活を記録して、問題点を具体的に探していきましょう。

まずは1週間。食事も、間食も、運動も、飲酒も、ふだん通りの生活をして、その結果を記録していきます。記入する項目は、基本的には体重、食事、その日行った運動といった内容だけでかまいません。血圧が気になる人は、血圧の欄を作ってみるのもよいでしょう。歩数計を使い、歩数の記録を残すのもよいかもしれません。

途中、生活日記をつけ忘れた日があるからといって、やり直しをする必要はありません。完璧主義を貫こうとすると、空いた部分だけが気になって、記録をつけることが嫌になってしまいます。続けることが肝心なのです。そして、生活日記をつけることで、自分の問題点が浮き彫りになるだけでなく、健康への意識も高まります。

まずは、記録をつけはじめることが大切なのです。

Sさん（65歳・身長158cm）の生活日記

日付	1月21日	1月22日	1月23日
体重	71.2kg	71.5kg	71.6kg
腹囲	95cm	95cm	95cm
朝食	食パン1枚、だいこんとほたてのサラダ、ミルクコーヒー	食パン1枚、バゲット1片、エリンギのソーセージ炒め、ミルクコーヒー	もち3個、ミルクコーヒー、野菜ジュース
昼食	海鮮トマトスパゲティ、牛乳	チョコレートドーナッツ、蒸しパン	ざるそば、やまのいも、みかん
夕食	ごはん、牛肉と野菜の炒め物、野沢菜	ごはん、肉じゃが、いわしの丸干し、納豆、みそ漬け	ごはん、キムチ鍋、みそ漬け
間食	もち入りもなか	マカダミアナッツ	チョコレートクッキー、もなか
運動	とくになし（外出もせず）	とくになし	とくになし（外出もせず）

●生活日記をつけて気づいたこと（Sさん本人）　●先生からのアドバイス

	生活日記をつけて気づいたこと（Sさん本人）		先生からのアドバイス
1	間食が多い。	→	曜日や回数を決め、カレンダーにチェックしてみましょう。すぐ手の届くところや、目のつくところにお菓子を置かないように。
2	野菜が少ない。	→	毎食必ず野菜料理を1品つけるなど、具体的な目標を決めましょう。
3	菓子パン、あんまんなどを食事のかわりにしていました。	→	それは食事ではありません。「主食」「主菜」「副菜」の組み合わせを心がけましょう。
4	宅配で食材を購入しているので、まったく外に出ていない日も。	→	歩数計をつけ、毎日チェックをすると意識が高まります。

結果の検証

1週間分の記録が残せたら、その内容をじっくり検証していきましょう。なぜなら、食事の量や偏り、間食の回数と量、運動量、飲酒量は、そのまま自分の体重や体調に反映されているからです。

注目したいのは、食事です。似たような食事が続いたり、野菜が少なかったりといった、自分の食事の傾向がみえてきます。これは意識していないときには、わからないことかもしれません。間食の回数や飲酒の量についても同様です。自分の好きなものだけをとる生活では、健康にはなれないという意識をもちましょう。

そして、現代の生活では、自分から動こうとしなければ、適度といわれる運動量をこなすことは難しいことだと気づくでしょう。スポーツをすることだけが運動ではありません。エスカレーターを利用せずに階段を使うなど、生活のなかに少しずつ運動を取り入れていくことも必要なのです。

できることから生活改善

問題点がわかったら、それを改善することが必要ですが、無理は禁物です。一度に何でもはじめてしまうと、最初はよくても、途中で体力的にも、精神的にも疲れてしまい、長続きさせることはできません。それよりも、できることをひとつずつ、しっかりと習慣づけていくことが重要なのです。

たとえば、それまで朝食を抜いていたのなら、3食必ず食べるようにするとか、毎日のように食べていた間食を、1日おきに減らすなどからはじめるとよいでしょう。運動量が少ない場合は、いつもよりも多く歩いてみましょう。つまり、自分の健康を損なう原因となった悪い習慣を、よい習慣にかえていくのだという強い意志をもち、生活改善に取り組むことが大切です。

生活日記の継続

生活日記は、最初の1週間が終わったのちも継続していきましょう。

生活改善を続けていくうちに、体重が減るなど、記録にも変化が出てきます。実感できることは、その後のやる気につながります。また、変化があらわれない場合は、何かしら原因があるはずです。生活日記で検証してみましょう。そのほかにも、体調が優れないときの原因を知る手がかりにもなります。

食事バランスガイドを利用しよう

食事バランスガイドとは

食事バランスガイドとは、1日にとる食事を「こま」に見立て、「何を」「どれだけ」食べればよいかをかんたんに図示したもので、厚生労働省と農林水産省により策定されました。

こまの中には、1日に必要な料理や食品が「主食」「主菜」「副菜」「牛乳・乳製品」「果物」の料理区分ごとに分けて描かれ、それぞれの目安量が「つ（SV）」数で示されています。各区分がバランスがよい状態であれば、こまがまっすぐ立ち、運動することによって安定して回転することができますが、それぞれの区分が多くても、少なくても、うまく回転することはできません。

まずは、生活日記で記録した内容を、食事バランスガイドを利用して、チェックしてみましょう。

●「食事バランスガイド」（農林水産省）
http://www.maff.go.jp/food_guide/balance.html

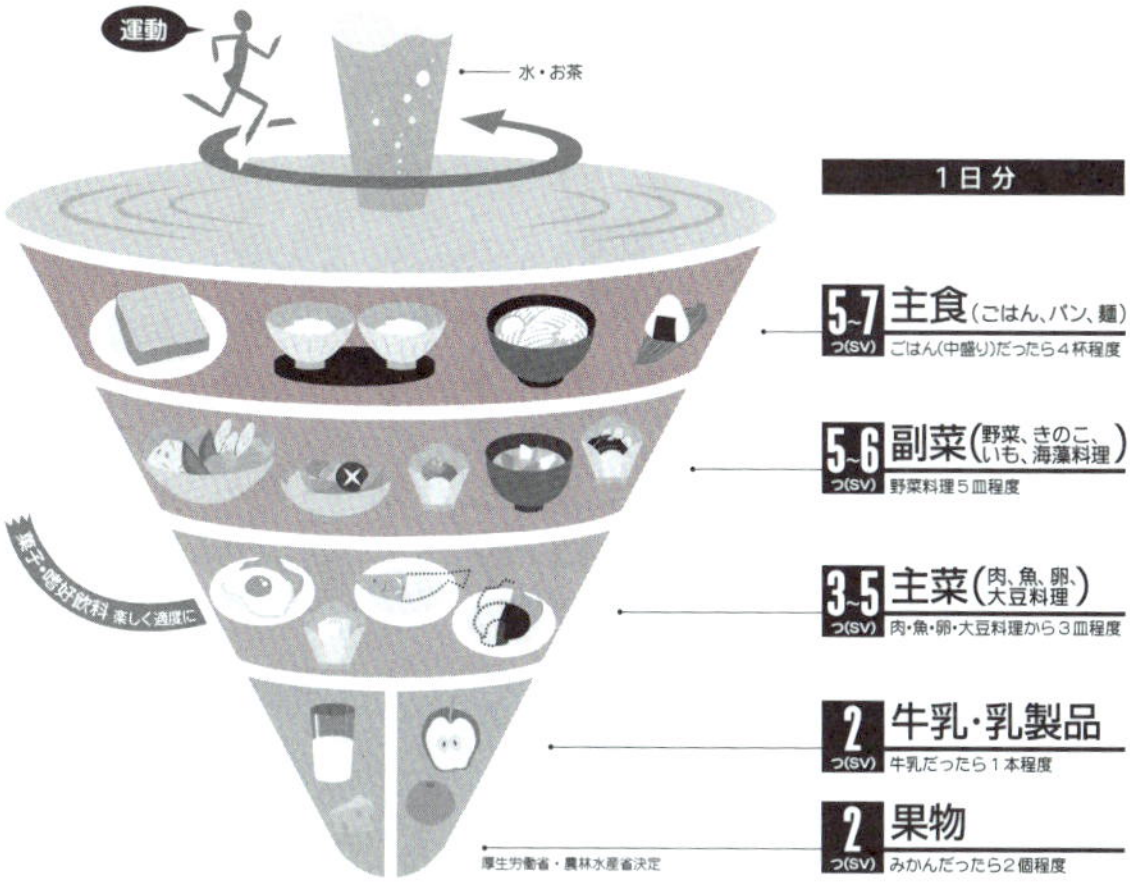

※単位「つ（ＳＶ）」＝サービングの略で、各料理について１回当たりの標準的な量を示すものです。
上の図は、消費エネルギーが2,000〜2,400kcalの場合。１日にとりたい量は、以下の表のように対象者ごとに異なります。

料理区分別の摂取目安

男性	エネルギー	主食	副菜	主菜	牛乳・乳製品	果物	女性
70歳以上	1,800kcal（±200kcal）	4〜5つ	5〜6つ	3〜4つ	2つ	2つ	70歳以上 70歳未満の成人 活動量低い
70歳未満の成人 活動量低い	基本型 2,200kcal（±200kcal）	5〜7つ	5〜6つ	3〜5つ	2つ	2つ	70歳未満の成人 活動量普通以上
70歳未満の成人 活動量普通以上	2,600kcal（±200kcal）	7〜8つ	6〜7つ	4〜6つ	2〜3つ	2〜3つ	

食事バランスガイドの活用方法

下の図を参考に、数の分だけ色を塗ってみましょう。

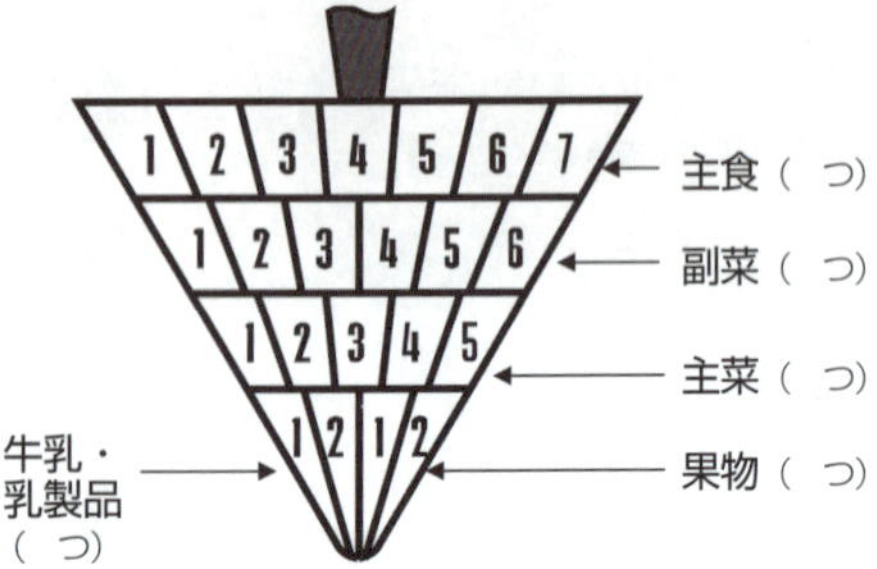

・異なる料理区分同士での足し算はできません。

・上のこまに示された数は基本形です。必ずしも右端までが適量ではありません。55ページの下の表を参照して、（　つ）の中に自分にあった数を入れて使用してください。

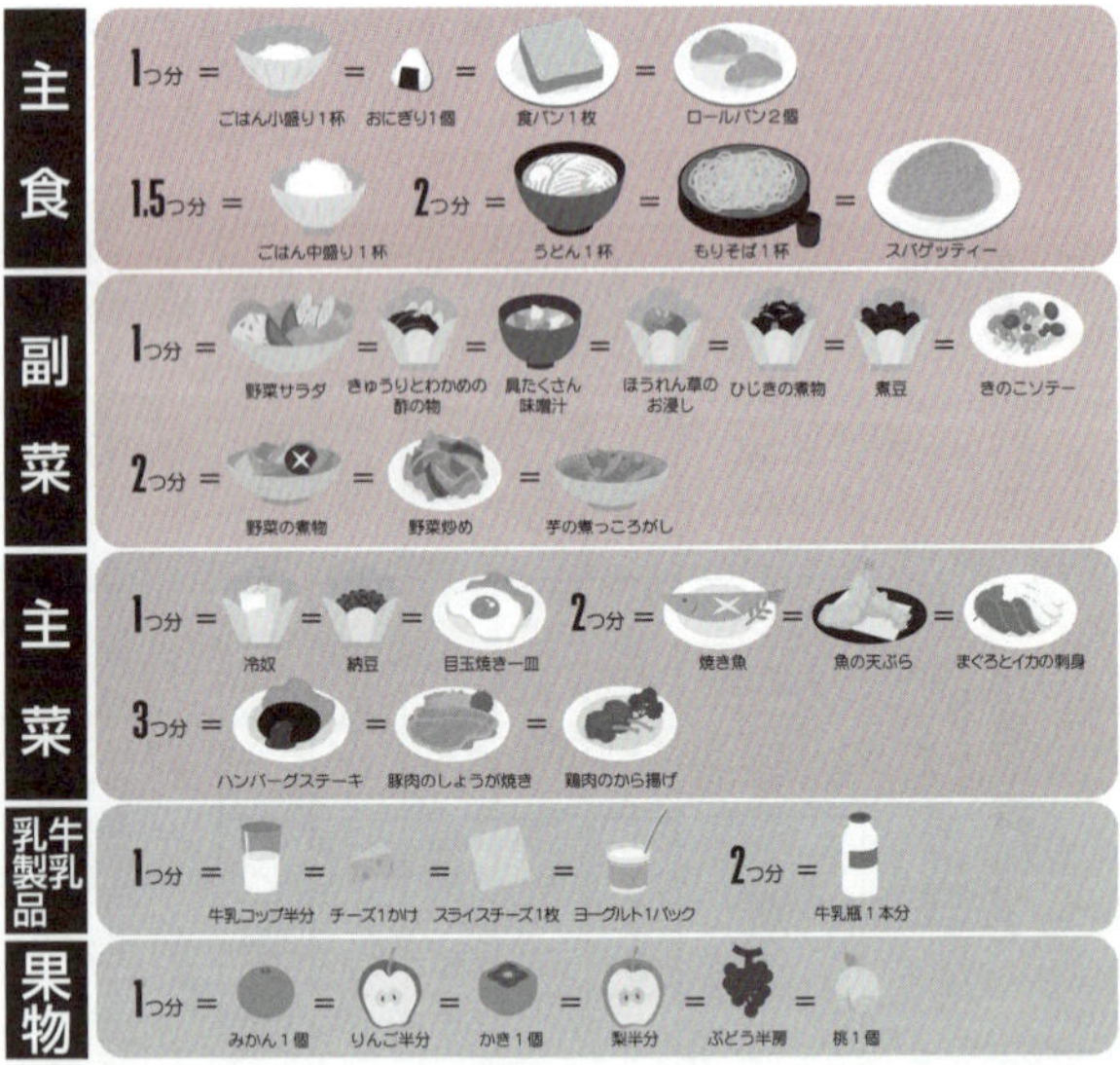

専業主婦Sさん（65歳・身長158cm）のある日の食事内容

	主食	副菜	主菜	牛乳・乳製品	果物
朝食	もち3個	野菜ジュース		ミルクコーヒー	
	3つ	1つ		1つ	
昼食	ざるそば	やまのいも			みかん
	2つ	1つ			1つ
夕食	ごはん（中盛）1杯	キムチ鍋（野菜類、豚肉、豆腐）			
	1.5つ	2つ	4つ		
合計	6.5つ	4つ	4つ	1つ	1つ
適正量	4〜5つ	5〜6つ	3〜4つ	2つ	2つ

※間食は、午後にチョコレートクッキー4枚、夜にもなか1個を食べる

上の表の結果から
こまに色を塗りました。

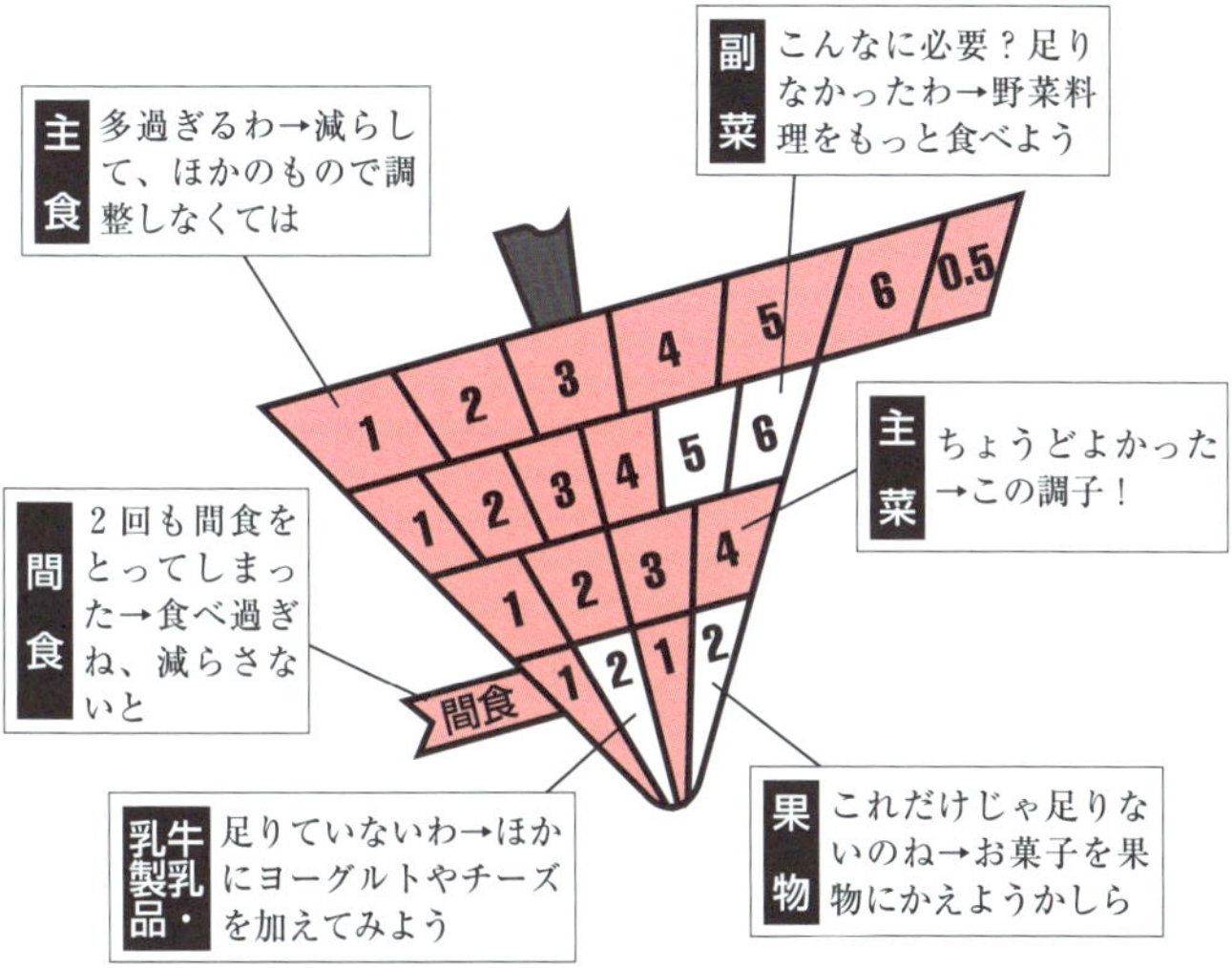

主食　多過ぎるわ→減らして、ほかのもので調整しなくては
副菜　こんなに必要？足りなかったわ→野菜料理をもっと食べよう
主菜　ちょうどよかった→この調子！
間食　2回も間食をとってしまった→食べ過ぎね、減らさないと
間食
牛乳・乳製品　足りていないわ→ほかにヨーグルトやチーズを加えてみよう
果物　これだけじゃ足りないのね→お菓子を果物にかえようかしら

あなたの克服プランを作成

目標値の設定方法

メタボリックシンドローム克服のために、具体的な目標の数値を出してみましょう。標準体重は、ＢＭＩの計算方法を応用して、次の計算式で出すことができます。

標準体重（kg）＝身長（m）×身長（m）×22（BMI標準値）

身長と体重が同じでも、筋肉量や骨格によって肥満度が変わるため、標準体重はあくまで目安と考えましょう。

内臓脂肪を減少させるための目標は、内臓脂肪減少シート（59ページ）に従って計算してみましょう。

具体的な目標

男性はベルトの穴ひとつ減少、女性は服のサイズダウンといった具体的な目標設定もおすすめです。ベルトや服のサイズがダウンすることで、おしゃれの幅が広がり、楽しみも増えます。これはリバウンド防止にも効果的です。

内臓脂肪減少シート

①あなたの腹囲は？

① cm

②当面目標とする腹囲は？

メタボリックシンドロームの基準値は男性85cm、女性90cmですが、それを大幅に超える場合は、無理をせずに段階的な目標を立てましょう。

② cm

③当面の目標達成までの期間は？

確実にじっくりコース

①−② cm ÷1cm／月＝ ③ カ月

急いでがんばるコース

①−② cm ÷2cm／月＝ ③ カ月

④目標達成までに減らさなければならないエネルギー量は?

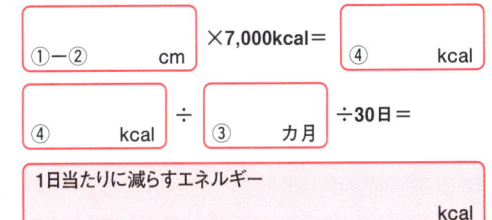

①−② cm ×7,000kcal＝ ④ kcal

④ kcal ÷ ③ カ月 ÷30日＝

1日当たりに減らすエネルギー kcal

⑤そのエネルギー量はどのように減らしますか?

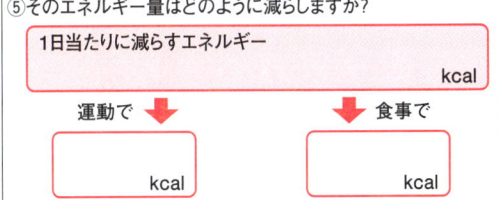

1日当たりに減らすエネルギー kcal

運動で kcal

食事で kcal

※2006年／運動所要量・運動指針検討会による「健康づくりのための運動指針2006〜エクササイズガイド2006」より

体が消費するエネルギー

エネルギーを消費する3つの代謝

体が消費するエネルギーには、「基礎代謝」「活動代謝」「食事誘導性熱産生」の3つの種類があります。

基礎代謝は、呼吸、心臓や肝臓などの臓器の活動、筋肉の収縮、体温維持など、生命維持に必要なエネルギー消費です。活動代謝は、運動などにより消費されるエネルギーです。食事誘導性熱産生は、食事をとった後に消費されるエネルギーです。

基礎代謝アップで得をする

1日の消費エネルギーの割合はそれぞれ、基礎代謝は60～70%、活動代謝は30～40%、食事誘導性熱産生は約10%になります。みずから積極的に動かなければ消費できない活動代謝よりも、生きていくために必要で、眠っている間にも消費される基礎代謝のほうが圧倒的に多いのです。つまり基礎代謝をアップさせれば、太りにくい体になれるのです。

基礎代謝の特徴

基礎代謝は、筋肉でのエネルギー消費量がもっとも多いという特徴があるので、筋肉量の多い男性のほうが、女性よりも基礎代謝量が多くなります。

また、基礎代謝量は青年期までは年齢とともに増加し、男性は16歳、女性は13歳をピークにしだいに低下してしまいます。このため、年をとっても若い頃と同じような食生活を続けていると、消費しきれないエネルギーが体に脂肪として蓄積されることになります。

基礎代謝を意識して生活

基礎代謝を下げないようにするためには、筋肉を衰えさせないことが重要です。筋力トレーニングを行い、基礎代謝を衰えさせないようにしましょう。

このほかに、体を冷やし過ぎたり、肩こりなどがあると血行が悪くなるため、基礎代謝が下がります。できるだけ、夏でもクーラーの温度を少し高めに設定したり、入浴は湯船にゆっくり浸かったりして、体の冷えを防いだり、長時間同じ姿勢をとり続けないように心がけることも大切です。

停滞期の乗り切り方

いつかはやってくる停滞期

食生活などの生活習慣を改善し、日常生活に積極的に運動を取り入れることで、内臓脂肪は減少します。内臓脂肪の対策をひとつずつ実践することで、体重の減少のみならず、ウエストのサイズダウンなど、目に見える変化が起こると気分的にも張りが出てきます。しかし、ある一定量が落ちたあと、変化しなくなることがあります。これが停滞期です。

体が守りの態勢に

体重の減少がある程度進むと、飢餓状態に入ったと脳が判断し、エネルギー消費を最小限に抑えると同時に、摂取したエネルギーをふだん以上に取り入れようとします。これはもともと体に備わった危機管理システムで、狩猟生活をしていた時代には生き延びるために必要なものでした。このように体が守りの態勢に入ると、体重の減少はストップしてしまいます。

停滞期は次の段階に進むステップ

「これまで順調に体重が減っていたのに、どうして減らないのだろう？」「もうこれ以上は無理なのかしら？」目に見える変化がなくなったからといって、そのように焦ることはありません。それまで行ってきた生活習慣の改善と運動を継続することが大切です。なぜなら、エネルギー消費を最小限に抑え、摂取エネルギーの吸収力がアップしている停滞期に、もとの生活に戻ってしまうと、リバウンドして、それまでの努力がすべて無駄になってしまうからです。

1~2週間もすると体が慣れてきて、飢餓状態ではないのだと脳が守りの態勢を解除し、再び体重が減りはじめます。

停滞期は、ダイエットが順調に進んでいる証拠です。次の段階に進むステップと考え、うまく乗り切りましょう。また、停滞期は何度かくり返します。その都度、落ち込むのではなく、新しく生まれかわるような前向きな気持ちで、冷静に対処することが大切です。そうすれば、理想の体重に落ち着いたときには、正しい生活習慣と適度な運動を意識せずに行うことができるようになっているでしょう。

無理なく、楽しくダイエットするコツ

健康的なダイエットを目指す

同じ食品だけを食べ続けるダイエットや食事を抜くダイエットは、栄養バランスが悪く、極端な食事制限となるので、基礎代謝が落ちてやせにくい体になってしまいます。バランスのよい食事と適度な運動を心がけ、毎日続けることが肝心です。

リバウンドしたら新たな気持ちで

リバウンドする理由はさまざまです。無理な方法でダイエットを行ったことや、宴会が続いたこと、天気が悪く、しばらく運動できなかったからかもしれません。まずは早いうちに原点に戻り、生活日記の記録から、自分の問題点を検証してみましょう。気分転換に、今までとはちがった方法を試してみるのもよいでしょう。

ダイエットの危険信号

無理なダイエットは体に負担がかかるだけで逆効果です。もし、肌荒れや貧血、月経不順、脱毛、いらいらする、疲れやすいという症状があれば、ダイエットの危険信号が出ています。自分のダイエット方法を見直しましょう。また、1週間でもとの体重の2%以上も体重が減少した場合は、栄養不良と診断されます。早過ぎる体重減少は危険と心得ましょう。また、体調がとても悪い場合は、ダイエットの効果ではなく、ほかの病気の可能性がありますので、医師の診断を必ず受けましょう。

具体的で楽しい目標をもつ

ダイエットは、具体的で楽しい目標を立てると、気持ちに張り合いが出てきます。たとえば、「洋服のサイズを1つ下げて、おしゃれな服を着たい」とか、「若い頃の体型に戻って、昔のジーンズがはけるようになりたい」というように、やせて格好よくなった自分を想像させるようなものがわかりやすいかもしれません。

小さな目標達成をくり返す

効果を実感できることは、長続きします。最終的な目標体重だけでなく、1週間ごとに目標を決め、小さな目標達成をくり返すことで最終的な目標体重を目指すようにすれば、やる気を持続させることができます。

また、生活習慣の改善や運動など、できたことを自分で書き出して、確認していくのも、やる気アップに役立ちます。

目につくところに置かない

つらいことを遠ざけることも大切です。食べたいのに食べられない状態というのは、精神的にかなりつらい思いをすることになります。そして、万が一、それを食べてしまったとしたら、自己嫌悪に苦しむことにもなります。このようなストレスをため込まないためにも、お菓子などは目のつくところに置かないほうがよいでしょう。太る原因になる食品は積極的に買わないということも必要です。

時には自分にごほうびを

目標達成ごとに、自分に対して何かごほうびを設定するのも効果的です。体重が目標値まで落ちたら、それまで控えていた自分の食べたいものをひとつ食べてよいという設定でもよいでしょう。

ダイエットには、自分の気持ちをうまくコントロールすることも大きなポイントになります。

第3章

メタボリックシンドロームを改善する食事のヒント

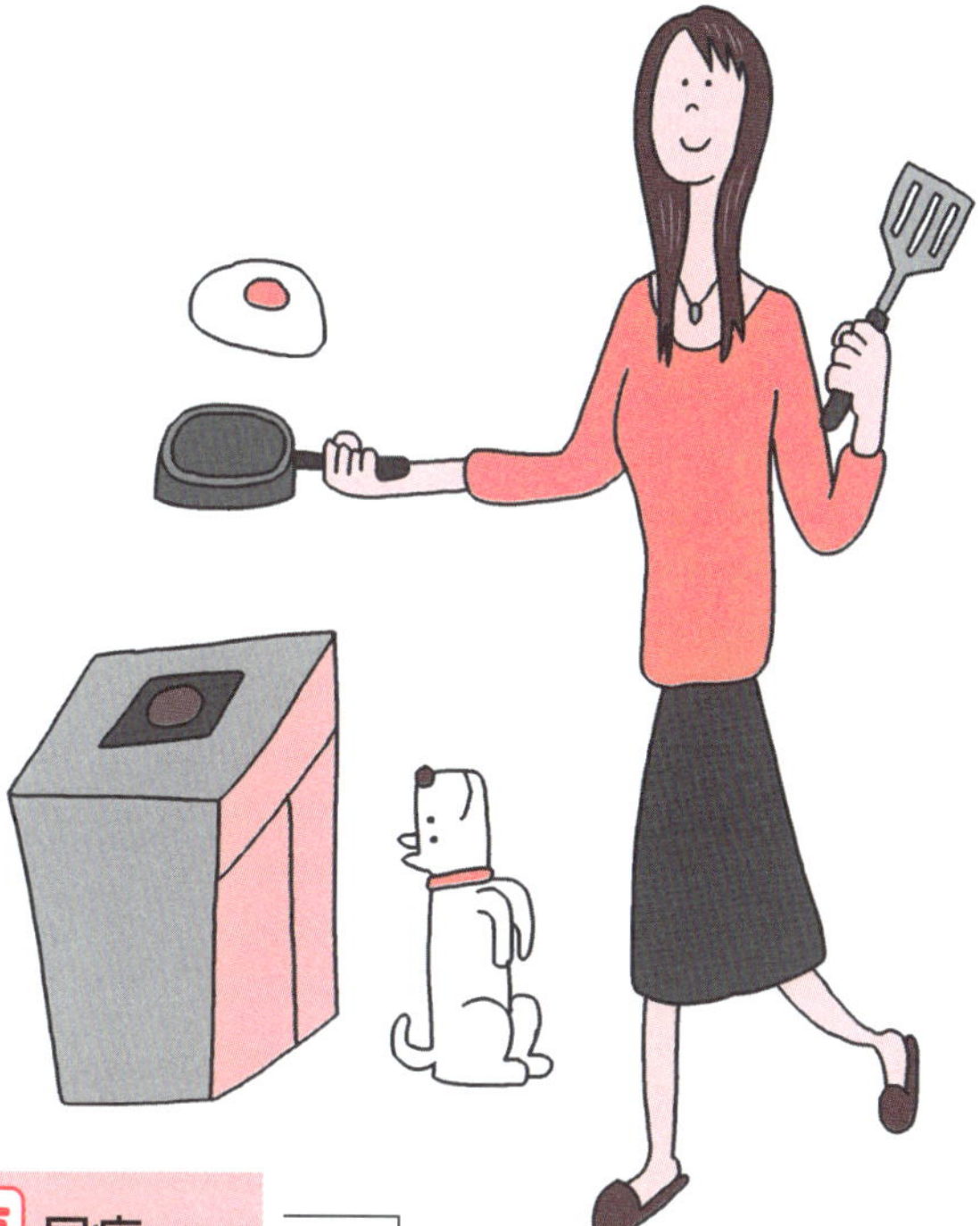

糖尿病

高血圧症

脂質異常症

●症状別に、とくに気をつけたい項目やとりたい食品を表示

食事は量より質

食事の量は腹八分目が基本

内臓脂肪がたまる最大の原因は、食べ過ぎにあります。おなかいっぱい食べるのではなく、つねに腹八分目を心がけましょう。もし、1kg太ってしまったら、それを減らすためには、約7000キロカロリーを消費しなければなりません。これは一般成人の3～4日分のエネルギー量にも相当します。最初はもの足りないかもしれませんが、少しずつ体を慣らしていくことが大切です。

1日に必要なエネルギー量

自分に必要な1日のエネルギー量を知っておくと、食べ過ぎの防止に役立ちます。まずはBMI値を出す計算式を応用して、自分の標準体重を求めます。それに自分の活動状況に合った、体重1kg当たりに必要なエネルギー量をかけて、1日に必要なエネルギー量を出します。

この基準の範囲内で、栄養のバランスがとれた食事を心がけることが重要です。

標準体重と適正エネルギー量の求め方

標準体重（kg）＝
身長（m）×身長（m）×22（BMI標準値）

1日に必要なエネルギー量（kcal）＝
標準体重（kg）×体重1kg当たりに
必要なエネルギー量

※体重1kg当たりに必要なエネルギー量は、活動状況によって、下の数値を当てはめてください。

25〜30kcal	30〜35kcal	35〜50kcal
軽い運動	中程度の活動	やや重い活動
事務職・技術職、家事	外回りの営業、工員、店員	建設作業員、農・漁業従事者

※数値のどの部分に当たるかは、病院では医師が決めています。自分で判断する場合の目安は、BMIが標準以上、または高齢者は少ない数値を、やせた人や年齢が若い人、活動量が比較的多い人は高い数値を選びます。

【例】身長 160cm、事務職の場合
標準体重＝1.6×1.6×22≒56kg
1日に必要なエネルギー量＝
56×25〜30≒1400〜1680kcal

食事のとり方のポイント

1日3食きちんと食べる

基本は1日3食、食事の間隔を空け過ぎずに、できれば同じ時間にとるのが理想的です。朝、時間がないからといって食事を抜いてしまうと、昼には結局、量を食べ過ぎて、脂肪がたまりやすくなってしまいます。そして、遅い時間の食事も肥満の原因に。どうしても夕食が遅くなるという場合には、夕方に果物などをとり、帰宅後は和食中心の軽い食事を心がけましょう。

早食いせずに、ゆっくり食べる

おなかがいっぱいになるという感覚は脳にある満腹中枢で感じます。これは、食べはじめて20分以上経過しないと働きません。そのため、急いで食事を済ませてしまうと、まだ余裕があると思い、ついつい食べ過ぎてしまうのです。また、新聞を読みながら、テレビを見ながらの「ながら食い」も、食べ過ぎや偏食の原因になります。

よくかんで、一口食べたら箸を置くなど

して、会話を楽しみながら食事をゆっくりとることは、体にも、精神的にも大切です。

食べる順番を考える

おなかが空いた状態で、いきなり好きなものから食べはじめると、勢いがついてたくさん食べてしまいがちです。まずは、食物繊維の多い野菜やきのこ、エネルギー量の少ないこんにゃくなどを食べて落ちつかせましょう。また、好きなものを最後に残しておくと、おなかがいっぱいになっても残すことができません。食べる順番を意識するくせをつけるようにしましょう。

太りやすい食べ物の組み合わせ

食べ物の組み合わせにも気を配りましょう。たとえば、バターをぬったトーストに砂糖を入れたコーヒー、ハンバーガーとフライドポテトにコーラのセットのように、脂肪と糖分を一緒にとると、太る原因になります。とくに、ケーキやアイスクリーム、ビスケットなどの洋菓子には、バターや生クリーム、砂糖などが使われており、脂肪と糖分の両方が大量に含まれています。肥満を促進させる食べ物と考え、意識して控えるようにしたいものです。

食を自分でコントロール

自分で料理を作る

料理は、自分で作ってみることで、食塩や砂糖、油の量などを実感することができます。また、食に関心をもつきっかけにもなりますので、ふだん作っていない人には、調理する機会をもつことをおすすめします。

内容を確認して購入する

加工食品には、栄養成分表示や品質表示が記されています。栄養に関するさまざまな情報が書かれていますので、内容を確認してから購入するようにしましょう。

●栄養成分表示のチェックポイント

①成分表示のもとになる表示単位は、１食分、１包装、１００ｇ当たりなど、食品によって異なるので注意が必要です。

②ナトリウムの数値から、食塩相当量を換算することができます。計算式は

ナトリウム（g）×2・54＝食塩（g）

高血圧症の場合はとくに、１日の食塩摂取量を６ｇまでに抑えなければならないので、

糖
高
脂

必ず確認しましょう。
③エネルギー、脂質、糖類、ナトリウムについては、強調表示が用いられる場合があります。「無」「ゼロ」「ノン」などは含んでいない、「低」「控えめ」「少」「ライト」などは含有量が少ないという表示です。しかし、実際には、下の表にあるように規定量内であれば成分に含まれることが認められていますので、ある程度は含まれていると理解しましょう。

●品質表示のチェックポイント

①品名の次に書かれている原材料名は、含有量の多い順になっています。どこに何が

強調表示について

強調表示	無、ゼロ、ノン、レス		低い、控えめ、少、ライト、ダイエット、オフ	
分量	食品100g当たり	飲料100ml当たり	食品100g当たり	飲料100ml当たり
エネルギー	5kcal	5kcal	40kcal	20kcal
脂質	0.5g	0.5g	3g	1.5g
糖類	0.5g	0.5g	5g	2.5g
ナトリウム	5mg	5mg	120mg	120mg

書かれているかを確認することも、食品を選ぶポイントになります。

②卵、乳、小麦、そば、落花生は、アレルギー反応を起こす危険性があるため、品質表示への記載が義務づけられています。

適量とる方法

大皿に盛った料理を、各自で取り分けるようにすると、好きなものばかり食べて、嫌いなものは食べないので、栄養のバランスが悪くなります。しかも、自分が食べた量をきちんと把握できないので、ついつい食べ過ぎてしまうことがよくあります。ひとり分の量がわかるよう、一人前ずつ盛るようにしましょう。

見た目をよくして満足感アップ

食事は、味を楽しむだけでなく、目で楽しむものでもあります。全体量が少なくても、器や盛りつけに凝るなどの演出をすると、見た目で満足して、食べ過ぎの防止になります。また、小皿料理の数を増やすだけでも、満足感が生まれます。

さらに、ふだん使っている茶碗を小ぶりなものにかえると、同じ量でも大盛りになります。

外食は単品をさけて

外食の際は、主菜が焼き魚で、煮物、海藻などの小鉢が添えられた定食がおすすめです。丼物やめん類などを選んだ場合は、炭水化物が多いのに対し、野菜は極端に少なくなります。不足しがちな栄養を補うために副菜を添える一方で、メインの丼物などを少し残すなどして調整していきましょう。

コンビニ利用法

コンビニエンスストアでは、お弁当やおにぎり、総菜などのエネルギー量や食塩などの表示がされるようになりました。内容をよく確認して、自分の1日に必要なエネルギー量と比較して選ぶようにしましょう。

時には残す勇気をもとう

前の晩に家族が食べ残したものなど、まだ食べられるからといって無理して食べてはいませんか？　もったいないという気持ちは大切ですが、体のためには残す勇気も必要です。丼物や市販のお弁当も、一人前を食べきるとエネルギー過剰になることが多いので、自分の食べる量を決めておき、それ以上は残すようにしましょう。

お酒（アルコール）の飲み方

お酒の適量

体内に入ったアルコールを肝臓で分解する過程で、内臓脂肪のもとになる中性脂肪の合成が促進されます。また、お酒は、尿酸の排泄を鈍くして、尿酸値を上昇させるほか、ビールにはプリン体が多く含まれています。適量のお酒は、血行をよくし、ストレス解消にもなりますが、ビールの場合は中びん1本までなどと適量を心がけ、週に1～2日は休肝日を設けましょう。

おつまみの選び方

空腹のときにお酒を飲むと、アルコールの吸収が速まり肝臓に大きな負担がかかるので、必ずおつまみを一緒にとりましょう。ただし、お酒自体、エネルギー量が多いため、鳥の唐揚げなどの揚げ物、味の濃い食べ物は避け、食物繊維が多くて、低エネルギーのきのこやこんにゃく料理、海藻の酢の物などを選びましょう。大豆製品や刺身の盛り合わせなどもおすすめです。

最後の締めが肥満のもとに

お酒を飲む時間は、食事だけのときに比べて、夜遅い時間帯になることがしばしば。それなのに、エネルギー量の多いお酒を飲み、おつまみを食べ続けていると、内臓脂肪はたまるいっぽうです。さらに、最後の締めにと、ラーメンやおにぎり、お茶漬けを食べる人がいますが、体のためのことを考えると、できるだけ控えたほうがよいでしょう。もし、どうしてもというのであれば、ふたりでひとり分といったように、半分の量で済むものを選びましょう。

お酒の適量

	目安量	アルコール含有量(g)	エネルギー量(kcal)
ビール 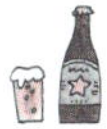	中びん1本 500mL	20	200
清酒 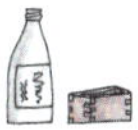	1合 180mL	22	180
ウイスキー ブランデー 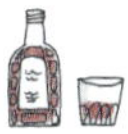	ダブル1杯 60mL	20	142
焼酎(35度) 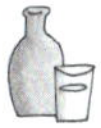	半合 90mL	25	144
ワイン 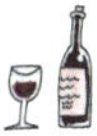	グラス2杯 240mL	24	146

飲み物の選び方

清涼飲料水に含まれる砂糖の量

冷たくて、のどごしがよく、スッキリとした味の清涼飲料水には、多くの砂糖が使用されています。たとえば、コーラ飲料1缶に砂糖は38・1g含まれており、これを1本5g入りのスティック状の砂糖に換算すると約8本分に相当します。ほとんどが炭水化物からなる砂糖は、ごはんよりも吸収が速く、その結果、急激に血糖値が上がります。暑い日や、お風呂上がりなど、のどが乾いたときには、清涼飲料水を大量に飲んでしまいがちですが、水やお茶を飲むようにしましょう。

スポーツドリンクの注意点

体によいというイメージが強いスポーツドリンクについても注意が必要です。運動して大量に汗をかいたときなどには、吸収が速く、エネルギーにかわりやすいスポーツドリンクはおすすめですが、それ以外では糖分のとり過ぎになってしまいます。イ

糖 脂

メージにまどわされずに、目的に合った飲み方をしないと、逆効果です。

基本は水とお茶

基本的には、水かお茶を飲む習慣をつけるようにしましょう。これなら、いくら飲んでも、エネルギー量はゼロなので、気にせず飲むことができます。だからといって、水やお茶を飲み過ぎると、吸収されないまま、すぐに尿となり、体外に出てしまいます。水分は、一度にたくさんとるのではなく、少量をこまめに補給することを心がけましょう。

清涼飲料水に含まれる砂糖の量

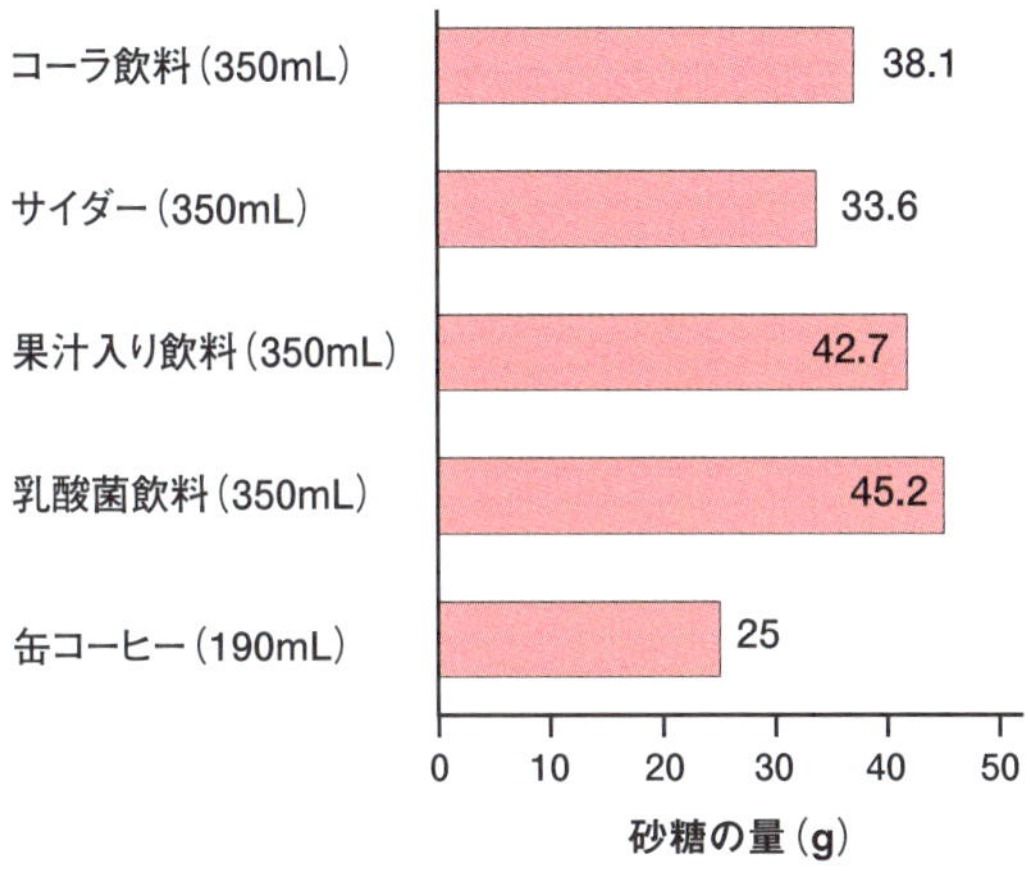

おやつ大好き、そんなあなたのために

おやつの習慣を断つ

甘いお菓子やスナック菓子には、脂肪や砂糖が多く含まれています。これが肥満の原因になりやすいとわかってはいても、なかなかやめられないというように、おやつをよく食べる人は、すでに習慣になっている可能性があります。はじめは1回に食べる量を減らし、次に回数を減らします。さらに、もらわない、買わないことを心がけ、次の段階では、目につくところにあっても食べないというように、少しずつ慣らしていくことが大切です。

どうしても食べたいときには

おやつをどうしても食べたいという場合は、食べる時間をエネルギー消費が多い昼過ぎから夕飯までの間にしましょう。また、似たようなデザートでも、プリンよりもオレンジゼリーといったように、同じ量でもエネルギー量が少ないものを選ぶとよいでしょう。

おやつのエネルギー量（1回量）

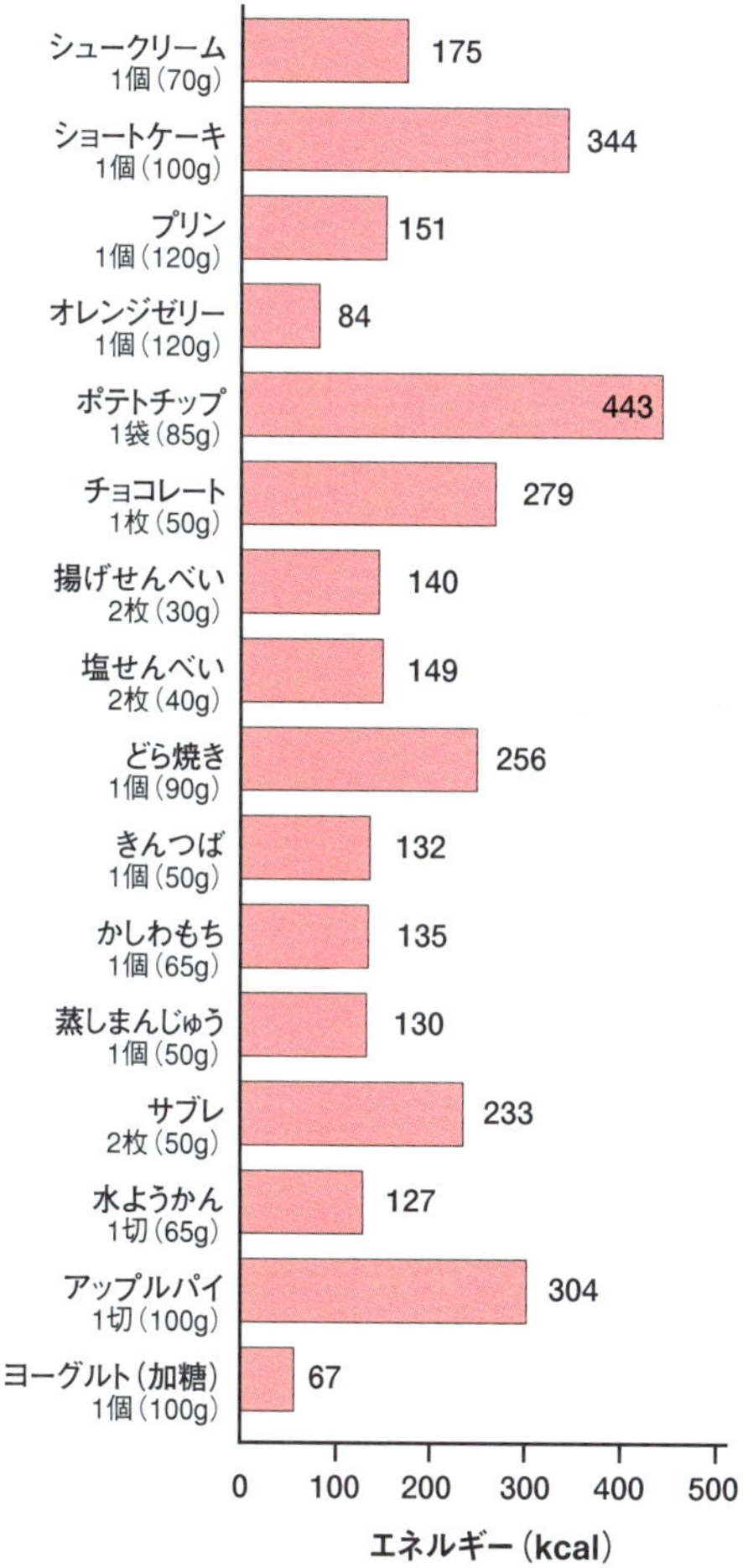

シュークリーム
1個（70g）
175
ショートケーキ
1個（100g）
344
プリン
1個（120g）
151
オレンジゼリー
1個（120g）
84
ポテトチップ
1袋（85g）
443
チョコレート
1枚（50g）
279
揚げせんべい
2枚（30g）
140
塩せんべい
2枚（40g）
149
どら焼き
1個（90g）
256
きんつば
1個（50g）
132
かしわもち
1個（65g）
135
蒸しまんじゅう
1個（50g）
130
サブレ
2枚（50g）
233
水ようかん
1切（65g）
127
アップルパイ
1切（100g）
304
ヨーグルト（加糖）
1個（100g）
67
0
100
200
300
400
500
エネルギー（kcal）

エネルギー摂取量を減らすコツ

油の選び方

　調理に使用する油は、動物性のものよりも、植物性のほうがおすすめです。なぜなら、成分に含まれる不飽和脂肪酸に、血圧を下げるなど、さまざまな効果が期待できるからです。とくに、オリーブ油やキャノーラ油に多く含まれるオレイン酸は、血液中のコレステロールを下げる働きがあります。また、最近は体に脂肪がつきにくいなど、健康的な効果を上げる油も市販されていますが、エネルギー量は植物油とかわりません。とり過ぎには注意しましょう。

油をあまり使わない調理方法

　油は、全然とらないのも体にはよくありません。適量は1日に大さじ1～2杯と心がけ、調理方法を工夫して、とり過ぎないようにしましょう。

　揚げ物では、衣を薄くし、火が通りにくいものは、あらかじめゆでておくなどするとよいでしょう。さらに、食べやすい一口カツよりも、一枚のカツを食べる時に切り分けるほうが、衣がつく表面積が少なくなります。炒め物は、テフロン加工のフライパンを使用し、油を使い過ぎないのがポイント。少量の油で調理できるよう工夫されたスプレー式の油を使用するのも効果的です。また、少ない油で炒めてから、スープを注ぎ、蒸し炒め風にするのもおすすめ。煮込み料理では、こまめに油を取り除くことが大切です。

肉は部位を選んで使用

同じ肉でも、脂肪の少ない種類や部位を選んで使うよう心がけましょう。

鶏肉は、牛肉や豚肉よりもエネルギー量が少ないのが特徴ですが、皮の部分には多く脂肪が含まれているので、なるべく取り除いて使用しましょう。エネルギー量は、ささ身、むね、もも、手羽の順に多くなります。

牛肉と豚肉の場合は、ヒレ、もも、ロース、バラという順番でエネルギー量が多くなります。調理するときには、なるべく脂身の部分を落としてから使います。また、ひき肉には脂肪の多い部位が使われることが多いので、家庭では赤身を使用し、外食ではひき肉料理は控えるようにしましょう。

調理の工夫2

食塩を減らすコツ

ポイントは味のメリハリ

日本人の食塩摂取量は平均して1日11・4gですが、高血圧症予防のためには10g以下、血圧が高い人は6g以下が目標です。しかし、食塩のみを減らすだけでは、長続きしません。味にメリハリをつけながら、減塩していくのがポイントです。

また、食卓にソースやしょうゆ、食塩などを瓶ごと置かずに、少量を小皿に盛って使うのも食塩を減らすのには効果的です。

素材本来の味を生かす

新鮮な食材を選び、素材本来の味を生かした調理を心がけましょう。かまぼこやちくわなどの加工品には、多くの食塩が含まれています。また、干物や塩ざけ、たらこなどにも大量の塩分が使用されています。なるべく回数や量を減らしましょう。

だしで味の深みをだす

もの足りない味を補うには、昆布や煮干

し、かつお節、しいたけなどのだしを活用しましょう。おひたしやあえ物、煮物などに使うと、薄味でも味に深みがでておいしくなります。市販のだしには食塩が含まれていることが多いので注意しましょう。自分でだしをとり、冷蔵庫にストックしておくと便利です。

酸味と香りでアクセント

レモンやゆずなどの柑橘類や酢の酸味は、さわやかな味と風味で薄味を感じさせません。酢の物やサラダなどに積極的に使用しましょう。バジルやパセリなどのハーブ類、木の芽やしそ、みょうが、さんしょうなどのほか、ごまやくるみなどを用いると味のバリエーションが増えます。さらに、わさびやしょうが、こしょう、とうがらし、カレー粉のような香辛料は、料理のアクセントになります。

おもな食品に含まれる食塩相当量

あじの干物	1枚	2.4g
塩ざけ	1切	2.9g
ハム	2枚	1.0g
梅干し	1個	2.2g
食パン（6枚切）	1枚	0.8g
みそ汁	1杯	1.5g
たらこ	1/2腹	2.6g
かまぼこ	2切	0.8g

献立の組み立て方

献立の組み合わせ

バランスよく栄養をとるには、「1日30品目の食品を食べること」といわれますが、なかなかそれだけの品目をとることは大変です。また、品目が多くても、バランスがよいとは限りません。

基本は、ごはんやパン、めんといった主食に、魚や肉、卵、大豆などを使った主菜と、副菜としてたっぷりの野菜を組み合わせることです。これに食物繊維が豊富な果物、カルシウムが豊富な牛乳、1日大さじで1～2杯の油を組み合わせましょう。

1日のトータルで考える

基本は1日の摂取エネルギーを3等分してとることですが、まずは、摂取エネルギーを3食のうちで足し算、引き算して、1日の合計が自分の目標としているエネルギー量を超えないようにしましょう。

ただし、朝食を食べずに2食で1日分をとる、または、夜に前の2食で不足した、ほとんどのエネルギーをとるといった方法では、脂肪がたまりやすくなるので注意が必要です。

摂取の目安

1日に必要な栄養摂取量の目安は、エネルギー量は69ページにある計算式で適正エネルギー量を算出。各栄養素については、たんぱく質はエネルギー量の15～20%、脂質は20～25%、炭水化物は55～60%が必要です。さらに、コレステロールは300mg前後、食物繊維は20～25g、食塩は10g以下が目安になります。

1日のエネルギー量と三大栄養素の摂取目安例

エネルギー (kcal)	たんぱく質 (g)	脂質 (g)	炭水化物 (g)
1700	63.8～85.0	37.8～47.2	234～255
2000	75.0～100	44.4～55.6	275～300
2300	86.0～115.0	51.1～63.9	316～345

献立のヒント1

昼食を簡単なめん類にした場合

献立のポイント

昼食は、簡単にめん類で済ませてしまいたいというときの献立例です。

朝食は基本的な和食です。1日のはじまりは食物繊維の多い切り干しだいこん、栄養たっぷりな卵などで、しっかりと。

昼食は、食物繊維が多く、ルチンが含まれる日本そばを、食塩を控えてもおいしく食べられるようアレンジ。バランスを考え、副菜とデザートつきです。

夕食は、昼食での食塩量が若干高めなので、主菜はアーモンドの香ばしさを生かした「さわらのアーモンド焼き」にし、少ない食塩量でもおいしく食べられるように工夫しています。

ワンポイントアドバイス

温泉卵は、カップめんの容器に75～80度のお湯を入れ、卵を殻のまま沈め、温度が下がらないよう、容器ごと湯せんにかけ20～30分くらいで完成です。

高

朝食

エネルギー量
449 kcal

た 15.4g　脂 11.5g　炭 83.3g
コ 210mg　繊 6.8g　塩 2.6g

切り干しだいこん炒り煮
切り干しだいこん・にんじん・油揚げ
温泉卵もずくあん
たまご・もずく・ゆず
こまつなとしめじのみそ汁
こまつな・しめじ
ごはん（胚芽米）
オレンジ

昼食

エネルギー量
535 kcal

た 26.8g　脂 11.6g　炭 82.8g
コ 19mg　繊 12.7g　塩 4.3g

納豆入りおろしそば レシピ→p103
こんにゃくとさやいんげんのピーナッツあえ レシピ→p119
カリフラワーのカニあんかけ
カリフラワー・ずわいがに・みつば
いちごヨーグルト

夕食

エネルギー量
531 kcal

た 26.8g　脂 13.4g　炭 73.6g
コ 122mg　繊 5.4g　塩 3.0g

さわらのアーモンド焼き レシピ→p121
（付け合わせ：トマト、サラダ菜）
キャベツのじゃこサラダ
キャベツ・ちりめんじゃこ・青じその葉
かぶの三杯酢
かぶ・小えび
焼きなすのみそ汁
なす・しょうが・しその葉
ごはん（胚芽米）

1日の合計

エネルギー量
1565 kcal

た 69g　脂 36.5g　炭 239.7g
コ 351mg　繊 24.9g　塩 9.9g

た たんぱく質　脂 脂質　炭 炭水化物　コ コレステロール　繊 食物繊維　塩 食塩

献立のヒント2

中華料理を食べたい場合

献立のポイント

ダイエット中は、油の多い中華料理は控えたほうが無難ですが、それでも食べたいときのメニューです。

朝食は、魚や緑黄色野菜、根菜類と栄養バランスのよい和食。

昼食を、菓子パンなどで簡単に済ませてしまう人も多いですが、甘いパンだとエネルギーのとり過ぎになってしまいます。手間のかからないオープンサンドにしてみましょう。見た目も栄養も充実します。

夕飯は、赤身の豚ひき肉を使って脂質をおさえた麻婆豆腐。細切りのピーマンでボリュームアップさせました。

ワンポイントアドバイス

オープンサンドに使用するたまねぎを切るとき、涙が出るのは、切り口から辛み成分が発散して涙腺を刺激するためです。冷蔵庫でよく冷やし、冷たいうちに切ると比較的楽に切れます。

朝食

エネルギー量

553 kcal

た 25.6g　脂 8.7g　炭 96.7g
コ 36mg　繊 10.1g　塩 3.1g

さけのおぼろ昆布巻き レシピ→p125

ほんれんそうのごまあえ
ほんれんそう・にんじん・ごま

だいこんのみそ汁
だいこん・油揚げ

ごはん（胚芽米）

バナナ

昼食

エネルギー量

483 kcal

た 23.8g　脂 14.8g　炭 64.9g
コ 40mg　繊 5.1g　塩 2.3g

オープンサンド
フランスパン・トマト・たまねぎ・モツァレラチーズ・ツナ・生バジル

ポテトサラダ
じゃがいも・ボンレスハム・きゅうり・にんじん・サラダ菜

ミルクティー
紅茶・低脂肪牛乳

夕食

エネルギー量

507 kcal

た 22.1g　脂 13.3g　炭 73.3g
コ 22mg　繊 6.1g　塩 4.4g

麻婆豆腐 レシピ→p131

にんじんとしめじのナムル風 レシピ→p111
にんじん・しめじ・にんにく・ごま

わかめとチンゲンサイのスープ
わかめ・チンゲンサイ・もやし

ごはん（胚芽米）

1日の合計

エネルギー量

1543 kcal

た 71.5g　脂 36.8g　炭 234.9g
コ 98mg　繊 21.3g　塩 9.8g

献立のヒント3

忙しい朝はパン、昼はお弁当の場合

献立のポイント

朝食はパン食、昼はお弁当を作るというとき用のメニューです。

朝食は、食物繊維の多いライ麦パンに卵とスープ、デザートという組み合わせ。卵も、ゆで卵にするだけでなく、ひと工夫でいつもと違った感じになります。

昼食は、栄養バランスのとれたお弁当を準備。手づくりのお弁当が規則正しい食事のために、一役買ってくれるはずです。

夕食は、ＩＰＡ（ＥＰＡ）やＤＨＡが豊富なさばをレモン風味でさっぱりと。翌日のお弁当の一品にもなります。

ワンポイントアドバイス

パン（60g）に含まれる食物繊維は、ライ麦パンがもっとも多い3・3g、次に全粒粉入り食パン2・1g、フランスパン1・3g、食パン1・4g、バターロール1・2gの順になります。パンを選ぶ際の目安にしてみましょう。

朝食 エネルギー量 395 kcal	た 16.8g　脂 13.8g　炭 51.6g コ 226mg　繊 6.1g　塩 2.6g
	ポーチドエッグ･オーロラソース レシピ→p133 セロリのコンソメスープ セロリ・にんじん・たまねぎ ライ麦パン ヨーグルト（レモンはちみつ入り）

昼食 エネルギー量 569 kcal	た 20.3g　脂 12.7g　炭 94.1g コ 25mg　繊 7.9g　塩 2.4g
	焼きおにぎり ごはん・ごま・青のり かぼちゃのそぼろ煮 レシピ→p105 こんにゃくの白あえ レシピ→p117 りんご

夕食 エネルギー量 572 kcal	た 30.6g　脂 14.8g　炭 79.3g コ 168mg　繊 7.7g　塩 3.3g
	さばのレモン風味焼き レシピ→p127 （付け合わせ：ブロッコリー・にんじん） ほんれんそうとえのきたけのからしごまあえ レシピ→p107 やまといものわさび酢 やまといも・きゅうり・なめこ かき玉汁 卵・みつば ごはん（胚芽米）

1日の合計 エネルギー量 1536 kcal	た 67.7g　脂 41.3g　炭 225g コ 419mg　繊 21.7g　塩 8.3g

昼食にカツ定食（外食）が食べたい場合

献立のポイント

昼食は、外食で揚げ物を食べるときのメニューです。このような場合は、前後の食事で油を抑え、不足しがちな食物繊維がしっかりとれるように心がけましょう。

朝食は、食物繊維の多いシリアルやオートミールを利用するのもひとつの方法です。朝から野菜料理を作るのは大変ですが、これなら継続できるでしょう。

夕飯は、魚や大豆製品をメインに、野菜、

海藻、根菜類をたっぷり使った和食です。胚芽米のごはんに、ゆでたこまつな入りのまぜごはんで栄養アップ。

ワンポイントアドバイス

野菜不足を補うには、トマトジュースや野菜ジュースがおすすめです。外食が多い人は、無塩タイプを選び食塩のとり過ぎを防ぎましょう。また、果物が入ったものは、飲み過ぎると果糖のとり過ぎになるので注意が必要です。

朝食

エネルギー量
413
kcal

た 22.5g　脂 11.2g　炭 52.5g
コ 222mg　繊 16.3g　塩 1.8g

小麦ふすまのフレーク
小麦ふすまのフレーク・バナナ・牛乳

卵のココット風
卵・ほんれんそう・たまねぎ・にんじん

トマトジュース

昼食

エネルギー量
730
kcal

た 33.2g　脂 28.7g　炭 79.2g
コ 113mg　繊 2.9g　塩 2.7g

ひれカツ定食
ごはん・豚汁・ひれカツ・漬物

夕食

エネルギー量
475
kcal

た 23.1g　脂 13.1g　炭 66.3g
コ 43mg　繊 6.9g　塩 2.3g

きんめだいのわかめ蒸し
レシピ→p123

カッテージチーズとレタスのサラダ
レシピ→p135

根菜のけんちん汁 レシピ→p113

こまつなの菜飯 レシピ→p101

1日の合計

エネルギー量
1618
kcal

た 78.8g　脂 53g　炭 198g
コ 378mg　繊 26.1g　塩 6.8g

献立のヒント5

昼食にラーメンを食べたい場合

献立のポイント

昼食を、簡単にラーメンで済ませてしまう場合のメニューです。ラーメンだけでは、どうしてもたんぱく質やビタミン、ミネラルが不足となってしまいます。

朝食、夕食ともに、主食、主菜、副菜の組み合わせを心がけ、乳製品や果物も忘れずにとりましょう。

昼にラーメンのみだとおなかがすいてしまうので、夕食は肉料理をメインにしたボリューム感のあるメニューとなっています。チキンにパン粉をまぶして焼くことで揚げ物と同じ満足感が得られます。

ワンポイントアドバイス

ラーメンのスープを全部飲むと6g以上の食塩をとることになります。これは高血圧症の人が目標とする1日の食塩量に相当します。このメニューも、スープを半分にすると1日の食塩量は、12・3gから9・2gに抑えることができます。

朝食 エネルギー量 423 kcal	た 29g 脂 9.8g 炭 56.5g コ 292mg 繊 7.1g 塩 2.8g
	卵とたたみいわしのサラダ 卵・たたみいわし・レタス・クレソン・プレーンヨーグルト ブロッコリーのエスニック風スープ レシピ→p109 食パン（全粒粉） カフェオレ グレープフルーツ

昼食 エネルギー量 503 kcal	た 19.4g 脂 14g 炭 70.6g コ 24mg 繊 4.3g 塩 6.2g
	ラーメン 中華めん・焼き豚・ねぎ・メンマ・ほうれんそう

夕食 エネルギー量 585 kcal	た 26.3g 脂 11.8g 炭 94.4g コ 42mg 繊 8.9g 塩 3.3g
	チキン香草焼き レシピ→p129 （付け合わせ：キャベツ、きゅうり、にんじん） 切り昆布とさつまいもの煮物 切り昆布・さつまいも まいたけと水菜のおひたし レシピ→p115 なめこ汁 なめこ・絹ごし豆腐 ごはん

1日の合計 エネルギー量 1511 kcal	た 74.7g 脂 35.6g 炭 221.5g コ 358mg 繊 20.3g 塩 12.3g

特定保健用食品は補助的に利用

特定保健用食品とは?

特定保健用食品は、病気を予防・改善する効果があり、厚生労働省の個別審査を受け、その安全性が科学的に実証されたと認められた食品です。１９９１年に導入された世界ではじめての制度です。

許可された食品については、左下の許可マークをつけ、摂取するうえでの注意事項や１日当たりの摂取目安量などの表示が義務づけられています。そのうえで、「血圧（血糖値、中性脂肪、コレステロール）を正常に保つことを助ける食品です」「体脂肪の分解を促進する食品です」といった表示が認められています。

しかし、特定保健用食品は、病気の予防と改善に効果があるといっても、あくまで食事を補助するもの。基本はきちんと食事をとることを心がけましょう。また、自分の体と相性が悪い場合は、使用を中止しましょう。

第4章

積極的にとりたい食品&レシピ

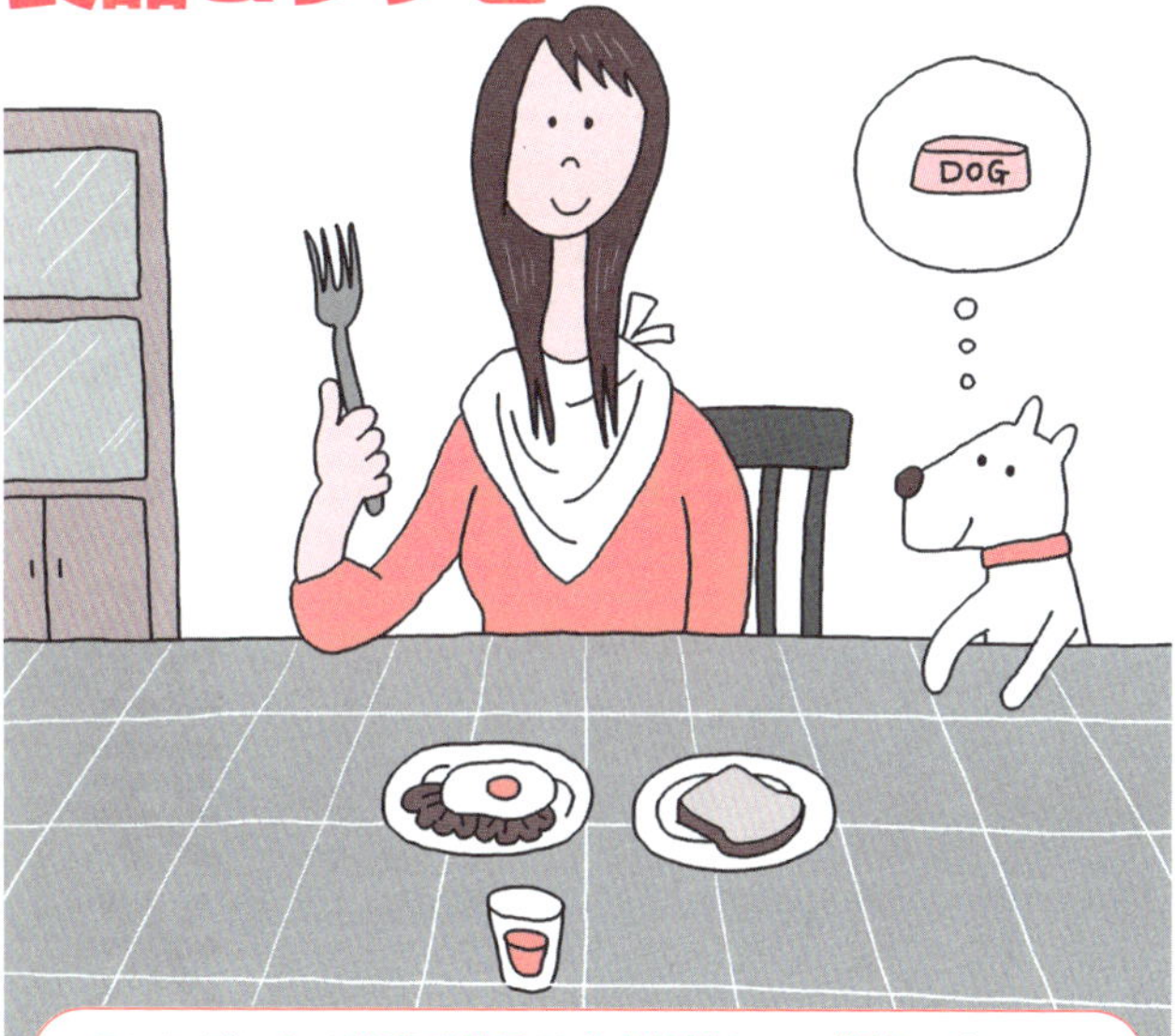

●レシピにある栄養成分量は1人分当たりの数値です

（た〉たんぱく質、脂〉脂質、炭〉炭水化物、
コ〉コレステロール、繊〉食物繊維）

●食品のエネルギー量表示の見方

100g
91kcal

→ 可食部100g当たりのエネルギー量

1食分（120g）
98kcal

→ 目安量または1回量当たりの総重量とエネルギー量

可食部108g

→ 目安量または1回量の可食量

※西洋かぼちゃの場合

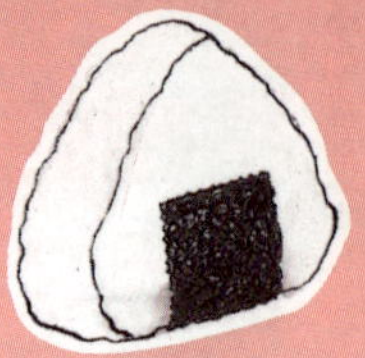

メタボ対策の第一歩は主食の切りかえから

玄米・胚芽米

糖
高
脂

100g 165kcal
1膳(150g) 248kcal
※玄米・ごはんの場合
役立つ栄養素
食物繊維
オレイン酸
ビタミンE
カリウム
ビタミンB1

豊富な食物繊維

稲からもみ殻だけを取り除いたものが玄米、玄米からさらにぬか層を取り除いたものが胚芽米です。胚乳だけの白米よりも、玄米が約4・6倍、胚芽米が約2・6倍と食物繊維が多いのが特徴です。食物繊維には、水溶性食物繊維と不溶性食物繊維があります。水溶性食物繊維は、コレステロールや糖質の吸収を妨げるため、コレステロール値や血糖値を抑える効果があります。不溶性食物繊維は腸内で水分を吸収して膨張するので、食べ過ぎ防止や便秘の解消にも役立ちます。

動脈硬化や高血圧症の予防にも

玄米に豊富に含まれているオレイン酸は、血液中のコレステロールを低下させます。このほかに、抗酸化作用が強く、血液中のＬＤ

Lコレステロールの酸化を防ぎ、動脈硬化を予防するビタミンE、高血圧症の予防に役立つカリウムが、玄米は白米の3倍以上、胚芽米は1・7倍以上含まれ、糖や脂肪の代謝に働くビタミンB_1も豊富です。

主食を白米から玄米や胚芽米にかえるだけで、毎日の食生活のなかでこれらの効果が期待できます。

●効果的な食べ方

消化の悪い玄米は、よく噛んで食べましょう。ぬかが取り除かれている胚芽米は、洗う必要はありません。洗い過ぎると胚芽が取れてしまうので、気になる場合は、軽く洗い流すだけにしましょう。

こまつなの菜飯

224Kcal 食塩0.1g

た 4.4g 脂 2.4g 炭 45.2g コ 0mg 繊 2.1g

材料（1人分）

胚芽米（ごはん）120g　こまつな40g

塩少々　炒りごま（白）5g

作り方

①胚芽米を炊く。

②こまつなをゆでて、水気を絞る。

③❷を細かく刻み、塩をなじませ、軽く絞る。

④温かい胚芽米に❷を混ぜ、炒りごまをふる。

◇こまつなのかわりに、ほうれんそう、春菊、たかな、せりなどを利用してもおいしい。

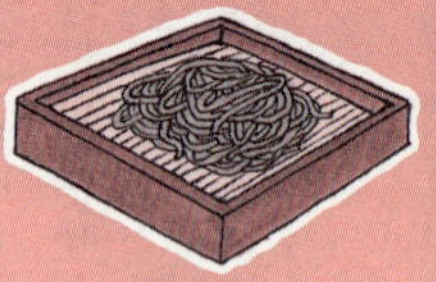

そば

血圧降下に役立つルチンがたっぷり

糖
高
脂

100g
132kcal
1玉(200g)
264kcal
※そば・ゆでの場合

役立つ栄養素
ルチン
食物繊維
カリウム

●血管や血圧を正常にするルチン

そばに多く含まれているルチンは、ポリフェノールの一種で、毛細血管を丈夫にする働きがあるため動脈硬化や脳血管疾患などの予防に効果的なほか、血圧を下げることから高血圧症の予防と改善にも役立ちます。とくに「だったんそば」には、普通のそばの約１００倍ルチンが含まれています。

●めん類を食べるなら、そばを

そばには、血圧の上昇を抑えるカリウムや、不要な栄養素の排出や便秘解消、コレステロールの吸収を抑える食物繊維も豊富に含まれています。１００ｇ中に含まれる食物繊維の量をめん類のなかで比較してみると、そばが２ｇともっとも多く、次いで中華めんが１・９ｇ、スパゲティが１・５ｇ、うどんが０・８

gとなります。めん類を食べるなら、ルチンの効果が期待でき、食物繊維も多く含むそばをおすすめします。

●効果的な食べ方

そばの胚芽は種実の中心にあるため、小麦や米などとは違い製粉されても残ります。そばの本来の栄養をしっかりとるためには、つなぎに使用されている小麦粉が少なく、そば粉が多い、十割そば、八割そばがおすすめです。また、ルチンは水に溶けやすい性質があるので、ゆでたお湯にほとんど溶け出しています。そば湯（ゆで汁）も飲んで、ルチンを効率よくとりましょう。そばつゆで割る場合は、塩分のとり過ぎに気をつけてください。

納豆入りおろしそば

355Kcal 食塩2.4g

た 16.6g　脂 5.8g　炭 58.2g　コ 0mg　繊 7.2g

材料（1人分）

そば（ゆで）170g　納豆40g　だいこん70g　ねぎ10g
Ⓐ[だし75cc　しょうゆ16cc　みりん9cc]
七味とうがらし少々

作り方

①つゆの材料Ⓐを煮立て、冷やしておく。
②たっぷりの湯でそばをゆで、流水で洗い水気をきる。
③納豆は細かくたたいて粘りを出す。だいこんはおろして、水気を軽くきる。
④そばを器に盛り、❸とみじん切りのねぎをのせ、つゆをかける。好みで七味とうがらしをふる。

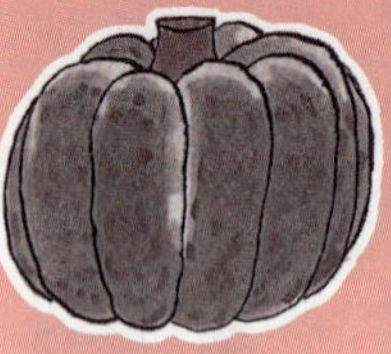

かぼちゃ

強い抗酸化作用で血管を守る

100g
91kcal
1食分(120g)
98kcal
可食部108g
※西洋かぼちゃの場合

役立つ栄養素
β−カロテン
ビタミンC
ビタミンE
食物繊維

3つの抗酸化作用

かぼちゃには、いずれも抗酸化作用のあるβ−カロテン、ビタミンE、ビタミンCが豊富で、ビタミンEは野菜のなかでもトップクラス、ビタミンCはトマトの約3倍含まれています。悪玉のLDLコレステロールは酸化しやすいので、これが血管をつまらせて動脈硬化や高血圧症の原因となります。これを予防するためにも、抗酸化作用が強いかぼちゃは効果的。

β−カロテンは黄色い色素の成分で、かぼちゃの果肉、とくにわたの部分に多く含まれており、体内で必要とされる分だけビタミンAに変換されて、皮膚や粘膜を守る役割もあります。

このほかに、食物繊維も豊富なので、体外

高
脂

に不要な栄養素を排出し、コレステロールを抑える働きがあります。

●効果的な食べ方

かぼちゃは果肉の部分よりも、皮やその周辺部に多く栄養素が含まれているため、皮つきのまま使うのがおすすめです。また、脂溶性のβ－カロテンは油で調理したり、脂質を含む食品と組み合わせて食べると吸収力がアップします。ただし、油はエネルギーが高いので、使い過ぎに注意をしてください。炒める場合には、テフロン加工されたフライパンを使うと少量の油で調理できます。肉や牛乳、チーズなどとの相性も抜群。サラダにも適しています。

かぼちゃのそぼろ煮

143 Kcal 食塩 1.1 g

た 8.6g　脂 5.1g　炭 15.4g　コ 21mg　繊 2.4g

材料（1人分）

かぼちゃ50g　ししとうがらし10g
豚（赤身・ひき肉）30g　油3g　だし適宜
砂糖3g　しょうゆ2cc　みそ6g

作り方

①かぼちゃを一口大の角切りにする。②ししとうがらしを1cmの長さに切る。③鍋に油を入れ、ひき肉、かぼちゃ、ししとうがらしの順に加えて炒める。④❸にひたひたになる程度のだしを加える。⑤途中で砂糖、しょうゆ、みそをだしで溶いて加え、かぼちゃが軟らかくなるまで煮る。

高血圧症予防として副菜に加えたい

ほうれんそう

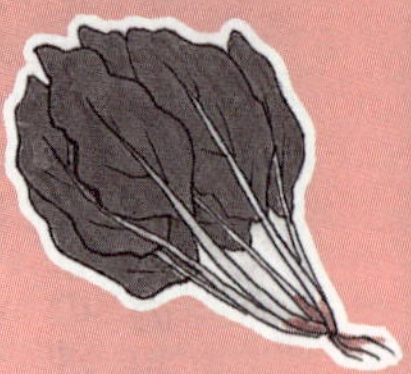

100g
20kcal
小1束分（200g）
36kcal
可食部180g

役立つ栄養素
β-カロテン
ビタミンC
カリウム
葉酸

●血圧を下げるふたつの栄養素

ほうれんそうは、体内で必要な量のみビタミンAに変化し、それ自体に抗酸化作用をもつβ-カロテンと、同じく抗酸化作用のあるビタミンCを多く含むため、動脈硬化や高血圧症の予防に役立ちます。

また、塩分の吸収を抑えて、尿への排出を促す働きがあるカリウムも豊富で血圧降下に期待ができます。さらに、ほうれんそうに含まれる葉酸は、体内で増え過ぎると動脈硬化の原因になるホモシステインという物質の蓄積を抑制する効果があります。

●効果的な食べ方

現在は、1年中ほうれんそうを食べることができますが、冬が旬の野菜です。茎がしっかりして、葉肉が厚い冬のほうれんそうに含まれるビタミンCの含有量は、夏にとれるものの3倍あります。旬を知っておくと、おいしく、さらに効率よく栄養をとることもできます。

ほうれんそうには、カルシウムや鉄の吸収をさまたげるシュウ酸が含まれています。シュウ酸のとり過ぎは結石の原因となりますが、普通にほうれんそうを食べている分には問題ありません。また、ゆでて、水にさらすことでシュウ酸を除去することができます。ただし、水に溶けやすいビタミンCの損失率を考慮して、あまり時間をかけ過ぎないのがポイントです。大きめの鍋を使い、たっぷりの湯でゆでると短時間で調理できます。

ほうれんそうとえのきたけのからしごまあえ

72Kcal 食塩0.9g

た 8g　脂 3.2g　炭 5.3g　コ 10mg　繊 3.3g

材料（1人分）

ほうれんそう40g　えのきたけ20g　生わかめ20g
鶏ささ身20g　酒少々　練りがらし少々
すりごま（白）5g　酢3cc　しょうゆ4cc

作り方

①ほうれんそうはゆでて水に取り、水気を絞って3cmの長さに切る。②えのきたけを半分に切り、熱湯でさっとゆでて、冷めたら水気を絞る。③わかめを水洗いして戻し、一口大に切る。④筋を取った鶏ささ身に酒をふり、電子レンジで加熱し、細かく裂いておく。⑤からしにすりごま、酢、しょうゆを加えて溶きのばし、❶❷❸❹をあえる。

ブロッコリー

花蕾だけでなく丸ごと使って抗酸化力アップ

糖　高　脂

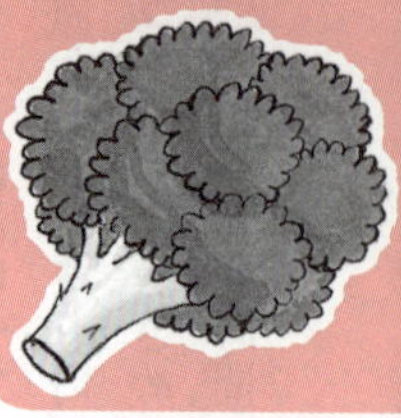

100g
33kcal
1株(200g)
33kcal
可食部100g

役立つ栄養素
ビタミンC
β−カロテン
カリウム
葉酸
食物繊維

●抗酸化作用が強い

ブロッコリーには、抗酸化作用のあるビタミンCが豊富で、１００ｇ中１２０㎎含まれています。水に溶けやすいビタミンCはゆでると半減してしまいますが、ブロッコリーを１００ｇ食べると成人が1日に必要なビタミンCの約2分の1をとることができます。さらにβ−カロテンも含まれており、これらは過酸化脂質の生成を抑制し、動脈硬化や高血圧症の予防に効果があります。さらに、体内の塩分濃度を抑えるカリウムも含まれています。

●葉酸や食物繊維も豊富

ブロッコリーに多く含まれる葉酸は、細胞の増殖や赤血球を作るために必要なビタミンで、貧血予防だけでなく、動脈硬化の予防に役立ちます。

また、茎に多い食物繊維は、便秘の解消のほか、コレステロールや糖質が小腸で吸収されるのを妨げるため、コレステロール値や血糖値を抑える効果があります。

効果的な食べ方

ブロッコリーは、よく食べられる蕾が集まった花蕾《からい》の部分よりも、葉や茎のほうに栄養がたっぷり含まれています。皮の部分を厚くむき、薄切りにして調理するとよいでしょう。ビタミンCと葉酸は水溶性のため、ゆでる場合は短時間に抑えましょう。ブロッコリーを小房に分けてラップをし、電子レンジを使用して加熱するとこれらの損失が少なくなります。

ブロッコリーのエスニック風スープ

45Kcal 食塩1.2g

た 6.9g　脂 0.4g　炭 4.9g　コ 34mg　繊 2.5g

材料（1人分）

ブロッコリー40g　たまねぎ20g　マッシュルーム20g　芝えび20g　にんにく少々　赤とうがらし少々　水200cc　ナンプラー5cc　レモン汁適宜

作り方　①ブロッコリーは小房に、たまねぎは一口大、マッシュルームは石づきを除いて縦半分に切る。芝えびは尾の1節を残して殻を取り、背わたを取る。②にんにくを包丁の腹でたたいてつぶし、赤とうがらしの種を取る。③鍋に水と❷を入れて煮立ったら、たまねぎとマッシュルームを加え、最後にブロッコリーと芝えびを加える。④火が通ったら、ナンプラーとレモン汁で調味する。

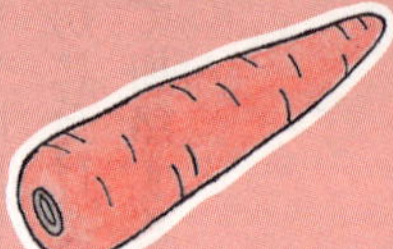

にんじん

オレンジ色の色素が血管の健康維持に役立つ

糖　高　脂

100g
37kcal
中1本(200g)
72kcal
可食部194g

役立つ栄養素
β－カロテン
カリウム
食物繊維

●オレンジ色の成分

にんじんが鮮やかなオレンジ色をしているのは、β―カロテンを豊富に含んでいるからです。体内で必要とされる分のみビタミンＡに変換されるβ―カロテンは、そのもの自体に強い抗酸化作用があり、血液中のＬＤＬコレステロールが酸化して、血管をつまらせるのを防ぐため、動脈硬化や高血圧症の予防に役立ちます。また、金時にんじん、または京にんじんと呼ばれる赤色のにんじんは、同じく抗酸化作用のあるリコピンを含有しています。

●カリウムと食物繊維も豊富

にんじんにはカリウムと食物繊維も多く含まれています。カリウムは、塩分の吸収を抑え、尿への排泄を促す働きがあり、高血圧症の予防に有効に働きます。食物繊維は、便秘を解消するほか、コレステロールや血糖の上昇を抑える作用があるので、脂質異常症や糖尿病の予防にも効果があります。

●効果的な食べ方

にんじんに含まれる有効成分は、皮の近くに多いので、皮つきのまま調理するのがベスト。皮をむく場合は、皮の表面をこそげる程度に抑えましょう。β―カロテンの吸収率は、生のにんじんで10%、ゆでた場合は30%、オリーブオイルなどの油を使うと50～70%にアップします。にんじんに含まれるアスコルビナーゼという酵素は、ビタミンCを破壊しますが、熱と酸に弱いので、ゆでる、炒める、酢を加えるなどの調理方法がおすすめ。

にんじんとしめじのナムル風

42Kcal 食塩0.6g

た 1.3g　脂 2.2g　炭 5.7g　コ 0mg　繊 1.9g

材料（1人分）

にんじん30g　しめじ30g　にんにく少々　油少々
しょうゆ4cc　酢3cc　砂糖少々　ごま油少々
いりごま（白）少々

作り方

①にんじんは3cm幅の薄い短冊切りにし、油を熱したフライパンで炒める。②しめじは石づきを除いて細かくほぐして酒をふり、ホイル焼きにして冷ましておく。③にんにくをすりおろし、しょうゆ、酢、砂糖、ごま油を混ぜ、❶と❷をあえる。④器に盛り、仕上げにごまをふる。

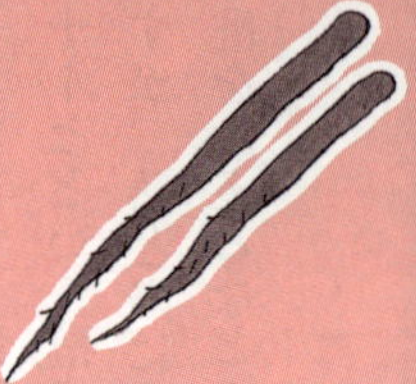

豊富な食物繊維で血糖値を抑える

ごぼう

100g
65kcal
1本(200g)
117kcal
可食部180g

役立つ栄養素
食物繊維

トップクラスの食物繊維含有量

ごぼうは低エネルギーで、食物繊維を豊富に含んでいるのが特徴です。歯ごたえがとてもあり、よく噛まないと食べられないので、満腹感を得やすく、ダイエットに最適の野菜といえます。

ごぼうに含まれる食物繊維は、水溶性と不溶性のものがあります。水溶性食物繊維のイヌリンは、水に溶けて小腸の内側をおおうため、コレステロールや糖質の吸収を妨げます。これにより、血液中のコレステロールや血糖の上昇を抑えるので、脂質異常症や糖尿病の予防に役立ちます。不溶性食物繊維のリグニンは水に溶けず、水分を吸ってふくらんで、腸内の有害物質などを吸着し排泄を促すので、便秘を解消します。

効果的な食べ方

ごぼう自体がもつ風味やうまみ、さらに食物繊維は皮に近い部分に多く含まれています。皮はむかずに、たわしでこすって汚れを落とすだけにしておきましょう。太くなり過ぎたごぼうは、あくが強く、「す」が入っていることが多いので、2㎝くらいの太さのひげ根が少ないものがおすすめです。

また、水溶性食物繊維のリグニンは、酸素に触れた部分から発生し、時間が経つほど増加する性質があります。リグニンを効率よくとるためには、なるべく切り口の大きいささがきなどの切り方にし、少し時間をおいてから調理するのがポイントです。

根菜のけんちん汁

73Kcal 食塩0.9g

た 2.9g　脂 2g　炭 11.4g　コ 0mg　繊 2.7g

材料（1人分）

ごぼう20g　さといも30g　だいこん20g　にんじん10g　絹ごし豆腐30g　ねぎ10g　ごま油少々　だし100ccくらい　しょうゆ2cc　塩少々　片栗粉少々　しょうが汁少々

作り方　①半月に切ったごぼうを、酢水（分量外）に放してあくを抜き、洗って水気をきる。②さといも、だいこん、にんじんはいちょう切りにする。③鍋に油を熱し❶❷を炒め、だしを加え弱めの中火であくを取りながら軟らかくなるまで煮る。④さいの目切りの豆腐とみじん切りのねぎを加え、しょうゆと塩で調味し、水溶き片栗粉でとろみをつける。⑤お椀に盛り、しょうが汁を落とす。

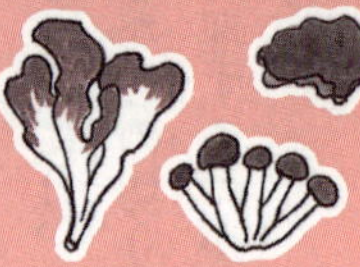

きのこ類

特有の成分で脂肪と糖の吸収を抑制

100g
18kcal

1個(15g)
2kcal

可食部11g
※しいたけの場合

役立つ栄養素

食物繊維
ビタミンB1
ビタミンB2

●ダイエット向きの食材

低エネルギーのきのこ類には、不溶性食物繊維のβ−グルカンが豊富に含まれています。β−グルカンは、便秘と肥満の予防と改善に効果があるだけでなく、体の免疫力や抵抗力を高める作用があります。このほかに、脂質や糖質の燃焼を促進するビタミンB1とビタミンB2も含まれているので、ダイエット中には意識してとりたい食品のひとつです。

●特有の成分

きのこには、種類によって特有の成分も含まれています。たとえば、しいたけ固有の食物繊維エリタデニンは、血液中の中性脂肪やコレステロールを減少し、血流をよくするため、脂質異常症や高血圧症の予防に効果的。まいたけには、インスリンの働きを助け、血

糖
高
脂

糖値を下げるX－フラクションが含まれています。えのきだけに多いビタミンB_1は、エネルギー代謝を促します。

●効果的な食べ方

きのこに含まれるβ－グルカンやビタミンB_1とビタミンB_2は水溶性のため、水洗いは禁物です。軽くたたいて表面についたほこりを落としたり、汚れが気になるようであれば、ふきんなどでぬぐうだけにしておきましょう。煮る料理に使用する場合は、栄養が溶け出した煮汁まで食べるのがポイント。また、複数のきのこを組み合わせた料理にすると、特有な成分を複数摂取することもできるのでおすすめです。

まいたけと水菜のおひたし

14Kcal 食塩0.5g

た 2g　脂 0.2g　炭 2.7g　コ 0mg　繊 1.7g

材料（1人分）

まいたけ30g　水菜30g　うすくちしょうゆ3cc
だし15cc　ゆずの絞り汁少々

作り方

①まいたけは小房に分ける。
②水菜は熱湯でさっとゆで、水気を絞って3cmの長さに切る。
③❷で使った湯でまいたけをさっとゆで、ざるにあげる。
④ボウルにしょうゆとだしを合わせ、❷❸とゆずの絞り汁を加えてあえる。

豆腐

大豆本来の栄養素でコレステロールを下げる

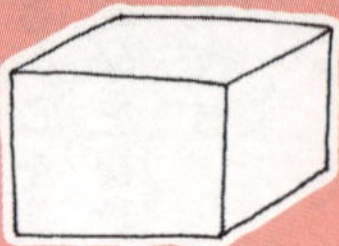

100g
72kcal
1丁(300g)
216kcal

※木綿豆腐の場合

役立つ栄養素

レシチン
大豆サポニン
大豆たんぱく
イソフラボン
など

糖　高　脂

大豆特有の成分

豆腐は、原料である大豆本来の栄養素に加え、大豆よりも消化がよいのが特徴です。とくに、大豆特有の成分であるレシチンと大豆サポニンは脂質異常症や動脈硬化の予防に役立ちます。また、細胞膜の構成成分であるレシチンは、余分な脂肪を乳化して体外に排出し、大豆サポニンは、過酸化脂質の生成を抑える強い抗酸化作用をもち、さらにコレステロールを減少する働きもあります。大豆に含まれるたんぱく質のグリシニンも、コレステロールを下げる効果があります。

さまざまな有効成分を含む

このほかに過酸化脂質の生成を抑制し、動脈硬化や高血圧症の予防に効果があるイソフラボンやビタミンE、脂質や糖質の燃焼を促進するビタミンB_1とビタミンB_2なども含まれています。大豆オリゴ糖は、腸の働きを整えて活性化させるため、豆腐に含まれるさまざまな有効成分の消化吸収を助ける作用があります。

●効果的な食べ方

豆乳を固めただけの絹ごし豆腐に比べて、一度固まったものを崩して型に入れ、重しをのせて作る木綿豆腐のほうがたんぱく質やカルシウムが豊富に含まれています。

糖尿病や脂質異常症でコレステロールが気になる人は、ひき肉のかわりに豆腐を使ったハンバーグなどを主菜に加えてみるのもおすすめです。

こんにゃくの白あえ

93Kcal 食塩0.7g

た 5g　脂 4.9g　炭 8.6g　コ 0mg　繊 2.5g

材料（1人分）

木綿豆腐50g　こんにゃく50g　にんじん10g　ほうれんそう10g　Ⓐ［しょうゆ5cc　だし5cc　砂糖2g］　砂糖2g　塩少々　しょうゆ少々　すりごま（白）5g

作り方　①木綿豆腐は1分くらい熱湯に通して、水気をきる。②拍子木切りしたこんにゃくを下ゆでし、水にさらしてあくを抜き、水気をきる。③鍋に🅐を入れて煮立て、❷を加えて煮る。④にんじんを長さ4cmの細切りにしゆでる。ほうれんそうはゆでて4cmに切る。⑤すり鉢に❶、砂糖、塩としょうゆ、すりごまを加えて混ぜる。⑥❺に❸❹を加えて、さっくりあえる。

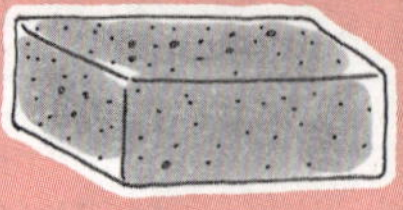

こんにゃく

副菜に活用してエネルギー摂取量を減らす

糖　高　脂

100g
5kcal
1枚(250g)
13kcal

役立つ栄養素
食物繊維
カリウム

●低エネルギーで食物繊維が豊富

　こんにゃくは、成分の97%を水分が占める低エネルギー食品です。しかも、水溶性の食物繊維であるグルコマンナンがたっぷり含まれています。そのため、噛みごたえがあるうえに、胃で水分を吸ってふくらみ、消化されずに腸に届くため、満腹感が得られやすく、ダイエットには最適な食品です。さらに、グルコマンナンにはコレステロールや糖質などを吸着して、体外に排出する働きがあるので、コレステロール値の低下や血糖値を正常化させ、脂質異常症や糖尿病を予防します。

　そのほかに、カルシウムやカリウム、マグネシウム、鉄などのミネラル分も豊富です。とくにカリウムは塩分の吸収を抑制し、尿として体外に排出する働きがあるため、高血圧症の予防に役立ちます。

効果的な食べ方

コレステロールを抑える働きのあるこんにゃくは、すき焼きや肉じゃがのような肉料理に利用したり、主菜が肉料理のときに副菜として1品加えると効果的です。格子状に切れ目をいれると味が染み込みやすくなります。

また、ダイエット食として、米に似せた粒状のこんにゃくを、ごはんを炊くときに一緒に混ぜ、ごはんのかさを増やしてエネルギー量を減らすものや、こんにゃくの成分で作られた低エネルギーのパスタやラーメンなどもあります。これらを利用すると少ない食事でも、満腹感を得ることができます。

こんにゃくとさやいんげんのピーナッツあえ

60 Kcal　食塩 0.5g

た 2.2g　脂 2.6g　炭 8.5g　コ 0mg　繊 2.5g

材料（1人分）

こんにゃく30g　にんじん20g　さやいんげん30g

Ⓐ［ピーナッツ5g　しょうゆ3cc　砂糖3g　だし少々］

作り方

①こんにゃくとにんじんは、長さ3cmの太めの棒状に切る。
②さやいんげんは、筋を除いて3cmの長さに切る。
③❶❷をそれぞれゆでる。
④❸をⒶであえる。

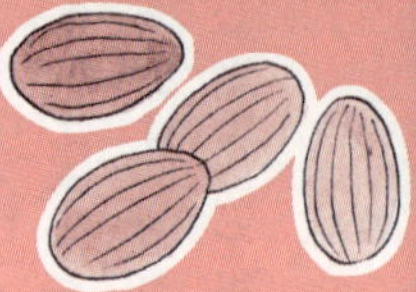

ナッツ類

少量をかしこく利用して高血圧症を予防

高　脂

100g
598kcal
10粒(14g)
84kcal
※アーモンドの場合

役立つ栄養素
オレイン酸
ビタミンB1
ビタミンB2
ビタミンE
など

●コレステロールを低下

ナッツ類の主成分である脂質は、不飽和脂肪酸のオレイン酸などで、これらは血液中のコレステロールを下げる働きがあり、高血圧症や動脈硬化の予防に役立ちます。また、抗酸化作用が強く、悪玉のＬＤＬコレステロールの酸化を防ぐビタミンＥも豊富に含まれています。

このほかには、糖質や脂質の代謝に役立つビタミンＢ群が多いのも特徴ですが、全体的にエネルギーが高いため、食べ過ぎには注意が必要です。

●さまざまなナッツ

ピーナッツは、血管にコレステロールが沈着するのを抑えるコリンや、過酸化脂質の増加を抑えるサポニンも含んでいます。

アーモンドは、ナッツ類のなかでもとくに、強い抗酸化作用をもつビタミンEが豊富で、糖や脂質の代謝を高めるビタミンB_1、ビタミンB_2も多いのが特徴。高血圧症の予防に役立つカリウムも含まれています。

くるみは、α―リノレン酸のほか、ビタミンEが多いのが特徴です。

効果的な食べ方

脂質を多く含むため、おつまみなどで食べるよりも、料理のアクセントに利用するほうが食べ過ぎの予防になります。

ナッツの香ばしさを生かして、揚げ物の衣のかわりやあえものに使用すると、少ない塩分でもおいしく食べられます。

さわらのアーモンド焼き

166Kcal 食塩0.6g

た 14.5g　脂 9.7g　炭 4.1g　コ 78mg　繊 0.6g

材料（1人分）

さわら60g　スライスアーモンド適宜　塩少々
こしょう少々　小麦粉4g　卵適宜

作り方

①さわらに塩とこしょうをふる。
②さわらの水気をふき、小麦粉をまぶしてから卵をつけ、スライスアーモンドをまぶす。
③オーブンシート（またはアルミ箔に薄く油を塗る）を敷いた天板に❷を並べ、オーブンで火が通るまで焼く。

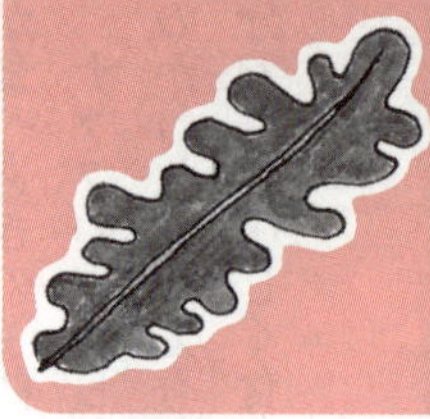

わかめ

ぬめりの成分がコレステロール減少に役立つ

糖　高　脂

100g
16kcal
1食分(15g)
2kcal
可食部10g

役立つ栄養素
食物繊維
ヨウ素
カリウム

●食物繊維が豊富

わかめの表面をおおうぬめりの成分は、水溶性食物繊維のアルギン酸とフコイダンからなるため、消化に時間がかかり、満腹感を得やすいのでダイエットに効果的です。また、アルギン酸は腸内のナトリウムと結合して、体外に排出させる働きがあり、高血圧症を予防する効果が期待できます。フコイダンには、コレステロールを吸着して、体外に排出し、コレステロール値を下げる働きや抗がん作用があります。これらは、わかめの根元部分にあるめかぶに、とくに多く含まれています。

●そのほかの成分

わかめには、基礎代謝を活発にして肥満を予防するヨウ素も多く含まれています。これは成長や代謝を促す甲状腺ホルモンの成分として欠かせないものです。このほかに、体内に蓄積された不要な塩分を尿として排出し、高血圧症の予防に役立つカリウム、必要な分のみビタミンAに変換され、強い抗酸化作用があり、動脈硬化や高血圧症の予防に役立つβ―カロテンなども含んでいます。

●効果的な食べ方

成分に含まれるβ―カロテンは脂溶性なので、炒めたり、ごまを加えたり、ドレッシングをかけて食べると吸収力がよくなります。

わかめに多く含まれるヨウ素は、とり過ぎると甲状腺の病気を招く恐れがあります。体によいからといって大量に食べることは禁物です。

きんめだいのわかめ蒸し

105Kcal 食塩1.2g

た 11.5g　脂 5.5g　炭 2.3g　コ 36mg　繊 0.9g

材料（1人分）

きんめだい60g　生わかめ20g　しょうが5g　酒少々
塩少々　万能ねぎ適宜　しょうゆ4cc　ポン酢4cc

作り方

①きんめだいに酒と塩をふってしばらく置く。②わかめは一口大、しょうがはせん切りにして混ぜる。③耐熱皿に❷の1/2を敷き、❶をのせて、残りの❷をかぶせる。④蒸し器に❸を入れ、中まで火を通す。⑤皿に盛るときは、まずわかめとしょうがを敷き、その上にきんめだいをのせる。⑥小口切りの万能ネギを添え、しょうゆとポン酢を混ぜたものをかける。

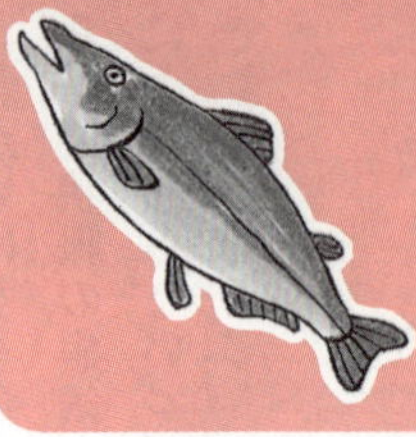

さけ

オレンジ色の色素が動脈硬化を予防

100g
133kcal
1切れ（100g）
133kcal

役立つ栄養素
アスタキサンチン
DHA
IPA

さけのオレンジ色の成分

オレンジ色をしたさけの身には、アスタキサンチンという色素が含まれています。アスタキサンチンには、ビタミンＥの５００倍もの強力な抗酸化作用があり、悪玉のＬＤＬコレステロールの酸化を抑え、血管壁を保護するため、動脈硬化や高血圧症の予防に効果があります。

中性脂肪を抑えるＤＨＡとＩＰＡ

さけに含まれる脂質は、不飽和脂肪酸のＤＨＡとＩＰＡで、どちらも肝臓での中性脂肪の合成を抑える働きがあるので、高血圧症や糖尿病、脂質異常症の予防・改善に効果があります。

そのほかに、糖質や脂質の代謝に役立つビタミンB_1やビタミンB_2、血行をよくするナイ

糖
高
脂

アシン、抗酸化作用があるビタミンEなどのビタミンも含まれています。

●効果的な食べ方

アスタキサンチンは皮に近い部分に多く含まれ、熱に強い特徴があります。皮ごと調理して、なるべく全部食べるようにしましょう。しかし、アスタキサンチンは空気に触れると壊れてしまうので、できるだけ新鮮なうちに食べるのがポイントです。缶詰のさけの水煮は、カルシウムが豊富な骨ごと食べることができるほか、カリウムや亜鉛などもとることができます。塩さけは、生のものよりも日もちしますが、塩分のとり過ぎになる可能性があるので、注意が必要です。

さけのおぼろ昆布巻き

114Kcal 食塩1.4g

た 15.4g　脂 2.6g　炭 8.7g　コ 36mg　繊 4.3g

材料（1人分）

生さけ60g　おぼろ昆布10g　えのきたけ20g
糸みつば20g　ねぎ10g
Ⓐ[だし20cc　しょうゆ5cc　酒8cc]

作り方

①さけにおぼろ昆布を巻く。②石づきを除いたえのきたけ、糸みつばを3cmの長さに切る。③ねぎは小口切りにする。④アルミ箔の上に❷を敷き、❶を置く。⑤ねぎものせて、Ⓐをふりかけて包み、オーブントースターで15分程度焼く。

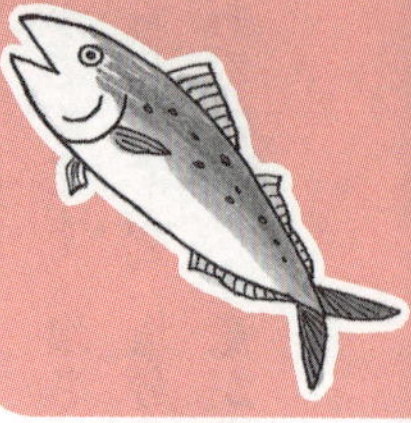

さば

DHAとIPAが中性脂肪を抑制

糖　高　脂

100g
202kcal

1切れ(100g)
202kcal

役立つ栄養素
DHA
IPA
タウリン
ビタミンE
ビタミンB群
ほか

●DHAとIPAが豊富

さばには、不飽和脂肪酸のＤＨＡとＩＰＡが豊富に含まれており、とくに秋から冬にかけての旬の季節に含有量が多くなります。ＤＨＡにはコレステロールや中性脂肪を減少させる効果があるため、高血圧症や脂質異常症を予防します。いっぽうＩＰＡは、血液をさらさらにして血栓ができるのを防ぎ、善玉のコレステロールを増やすので、動脈硬化や高血圧症の予防に役立ちます。

●血合いに含まれるタウリン

アミノ酸の一種であるタウリンは、おもに血合いの部分に多く含まれています。タウリンには血圧を正常に保ち、インスリンの分泌を促す作用があるため、高血圧症や糖尿病の予防に効果があります。さらに抗酸化作用のあるビタミンEや糖、脂質の代謝を高めるビタミンB群も豊富に含まれています。

効果的な食べ方

さばは、身に水分が多く含まれ、自身がもつ分解酵素により自己消化を起こしやすいため、傷みがとても早いという欠点があります。なるべく早く食べるようにしましょう。また、DHAとIPAは、焼くと油が落ち、大幅に減少してしまいます。新鮮なものであれば、刺身やたたきなど、もしくは煮汁も一緒に摂取できるさばのみそ煮などがおすすめです。

新鮮なさばを選ぶポイントは、腹の部分に金色の筋状の模様をチェックし、出ているものを選びます。

さばのレモン風味焼き

169Kcal　食塩0.9g

た 14.1g　脂 8.9g　炭 6.6g　コ 94mg　繊 0.8g

材料（1人分）

さば60g　塩少々　こしょう少々　白みそ10g
Ⓐ[卵黄少々　砂糖2g　酒少々]
レモン汁少々　レモン薄切り1/2枚

作り方

①さばは塩、こしょうし、オーブンで6分ほど焼く。
②白みそにⒶを加え、弱火で練り、最後にレモン汁を落とす。
③❶に❷を塗り、レモンをのせてオーブンで焼く。

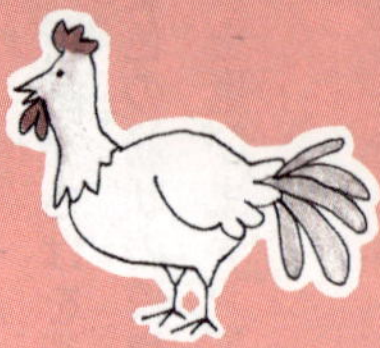

鶏肉

低エネルギーでダイエット向きの肉

100g
105kcal
1本(50g)
50kcal
可食部48g
※ささ身の場合

役立つ栄養素
オレイン酸
ビタミンB2
カリウム

高 脂

●部位を選んで食べる

鶏肉の主成分は、良質のたんぱく質と脂質です。脂質のなかでも、不飽和脂肪酸のオレイン酸が牛肉や豚肉よりも多く含まれています。オレイン酸は、ＬＤＬコレステロールを抑えるので、動脈硬化の予防に役立ちます。

エネルギーの摂取量を減らすためには、脂質が多く含まれている皮の部分を取り除くのがおすすめです。１００ｇ当たりのエネルギー量は、むね肉の場合は２４４キロカロリーですが、皮をとり除くと１２１キロカロリーに、もも肉の場合は２５３キロカロリーですが、皮をとり除くと１３８キロカロリーに抑えることができます。

また、部位によってもエネルギー量が異なり、ささ身、むね肉、もも肉、手羽の順にエネルギー量が増加します。ダイエットのためには、なるべくエネルギー量の少ない部位を選びましょう。

豊富なビタミンやミネラル

鶏肉には、糖質や脂質の代謝を助けるビタミンB_2が豊富に含まれているほか、カリウムや亜鉛などのミネラルも含まれています。カリウムは、とり過ぎた塩分を体外に排出して、高血圧症を予防します。

効果的な食べ方

鶏肉は傷みやすく、鮮度が落ちると臭みが出て、味も悪くなってしまいます。すぐに食べられない場合は、加熱処理をしたあとに冷凍しまうのがおすすめです。

チキン香草焼き

138Kcal　食塩0.9g

た 14.4g　脂 6.3g　炭 4.7g　コ 42mg　繊 0.5g

材料（1人分）

鶏肉（むね・皮なし）60g　たまねぎ10g　にんにく少々
パセリ適量　塩・こしょう各少々　Ⓐ[パン粉適量
オリーブ油5cc　塩・こしょう各少々]　白ワイン少々

作り方

①鶏肉を軽くたたき、薄めに形を整え、塩、こしょうで下味をつける。②たまねぎ、にんにく、パセリをみじん切りにする。③Ⓐを混ぜ、衣を作る。④❶をオーブンに並べ、白ワインを少々ふって、オーブンで2〜3分焼き、冷ましておく。⑤❹に❸をつけ、再び7〜8分焼く（ローズマリーがあれば上にのせておく）。

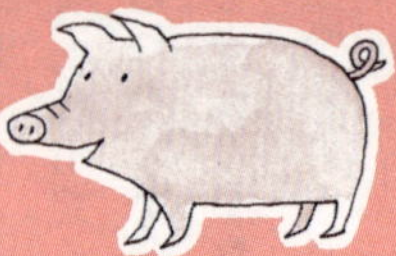

豚肉

糖質や脂質の代謝に役立つビタミンB群がたっぷり

高

脂

100g
148kcal

薄切り1枚（30g）
44kcal

※もも・脂身なしの場合

役立つ栄養素

ビタミンB_1
カリウム
オレイン酸

●ビタミンB_1が豊富

豚肉の特徴は、ビタミンB_1の含有量が多いこと。ビタミンB_1は、糖質や脂質の分解を助け、エネルギーにかえる過程で働くため、動脈硬化や高血圧症の予防に役立ちます。このほかに、鉄やリン、カリウムなどが豊富に含まれています。とくにカリウムはとり過ぎた塩分を体外に排出するので、高血圧症の予防に効果があります。

●部位によるエネルギー量の変化

豚肉に含まれる脂質は、不飽和脂肪酸のオレイン酸で、これは悪玉のＬＤＬコレステロールを抑え、善玉のＨＤＬコレステロールを上昇させる効果があり、動脈硬化の予防に役立ちます。

豚肉の場合は、１００g当たり、ひれ１１

5キロカロリー、もも183キロカロリー、肩ロース253キロカロリー、ばら386キロカロリーの順にエネルギー量が増加します。なるべくエネルギー量の少ない部位を選んでとるようにしましょう。さらに、エネルギー摂取量を抑えるためには、脂身をとって食べるようにしましょう。

●効果的な食べ方

豚肉に含まれるビタミンB_1は水溶性のため、煮る調理をする場合は、煮汁やスープごと食べるのがおすすめです。また、ビタミンB_1は、にんにくやねぎの香りの成分である硫化アリルによって、体内への吸収率がアップしますので、料理に上手に利用しましょう。

麻婆豆腐

196 Kcal 食塩 **1.7** g

た 14.9g　脂 10.1g　炭 9.5g　コ 21mg　繊 1.9g

材料（1人分）　木綿豆腐100g　ピーマン30g　ねぎ10g　しょうが5g　にんにく5g　豚肉（赤身・ひき肉）30g　ごま油4cc　Ⓐ［しょうゆ5cc　酒5cc　赤みそ3g　豆板醤少々　砂糖少々］　Ⓑ［中華スープの素少々　水75cc］　Ⓒ［片栗粉少々　水5cc］

作り方　①豆腐を1.5cmのサイコロ状に切り、熱湯に通し水気をきる。②ピーマンを細切りにする。③ねぎ、しょうが、にんにくをみじん切りにする。④フライパンに油を熱し、❸を香りが立つまで炒める。⑤ひき肉と❷を加えて炒め、Ⓐを加えて混ぜる。⑥Ⓑを注ぎ入れて煮立て、豆腐を加えて1～2分煮る。⑦Ⓒでとろみをつける。

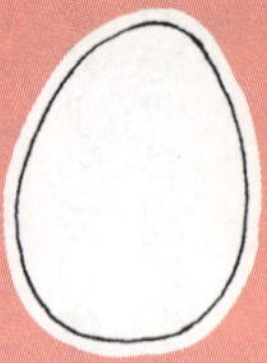

卵

1日1個で血管の老化を防止

糖　高　脂

100g
151kcal

1個（60g）
77kcal

可食部51g

役立つ栄養素
メチオニン
コリン
レシチン
ビタミンB_1

●必須アミノ酸をバランスよく含む

　鶏卵は、体内で合成することができない8種類（幼児期は9種類）の必須アミノ酸をバランスよく含み、たんぱく質の質がよいのが特徴です。とくに、必須アミノ酸のなかでも、血液中のコレステロールを下げる働きをもつメチオニンを多く含有しています。

　卵黄に多く含まれるコリンは血管を拡張させて血圧を下げる効果があるため、高血圧症の予防に役立ちます。また、コリンは細胞膜を構成するレシチンの成分でもあります。リン脂質のレシチンは、血液中のコレステロール量を抑え、血液の流れをよくするので、動脈硬化や高血圧症の予防に効果的なほか、血栓を溶かして脳血管障害などを防ぎます。また、鉄やリンなども含まれています。

ビタミン豊富な鶏卵

鶏卵には、ビタミンCと食物繊維以外の栄養がすべて含まれており、とくに、免疫力を高めるビタミンA、新陳代謝を活発にし、糖分や脂質の代謝を促すビタミンB_1、抗酸化作用の強いビタミンEなどが豊富です。ダイエット中のときこそ、栄養バランスのよい鶏卵をとることが大切です。

効果的な食べ方

ゆで過ぎると消化が悪くなるため、半熟くらいがよいでしょう。コレステロールのとり過ぎにならないよう、1日1個が適量です。また、鶏のえさにヨードやDHAを与え、栄養が強化された鶏卵もあります。

ポーチドエッグ・オーロラソース

129Kcal　食塩0.4g

たんぱく質 7g　脂質 9.2g　炭水化物 4.3g　コレステロール 214mg　食物繊維 0.9g

材料（1人分）

卵1個　キャベツ30g　トマトの輪切り1枚　塩5g　酢15cc　Ⓐ［マヨネーズ（エネルギー量1/2タイプ）10g　プレーンヨーグルト5cc　レモン少々　トマトケチャップ少々］　ケッパー少々

作り方

①湯（分量外）を沸かし、塩と酢を入れ、沸騰しない程度に温める。②卵を❶に静かに割り入れ、菜箸を使って卵白で卵黄を包みながら5～6分半熟状にゆでる。③皿にせん切りにしたキャベツを敷き、トマトの上に❷をのせる。④Ⓐを混ぜ合わせたソースをかけ、ケッパーをふる。

高

牛乳・乳製品

豊富なカルシウムとビタミンB_2で高血圧症を予防

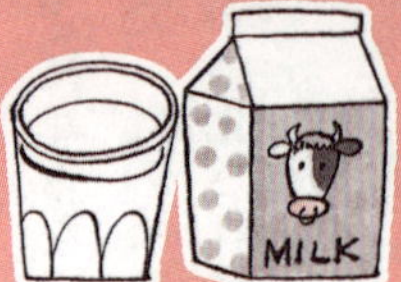

100g
67kcal
1杯分（210g）
141kcal
※牛乳の場合

役立つ栄養素
カルシウム
ビタミンB_2
など

カルシウムがたっぷりの牛乳

牛乳には、骨や歯を丈夫にするカルシウムがたっぷり含まれています。カルシウムは吸収されにくいのですが、牛乳には吸収力を高めるたんぱく質などが豊富なため、効率よくカルシウムを摂取できます。体内に存在するカルシウムの99％は骨や歯などの硬い組織に存在していますが、残りの1％は血液の凝固や筋肉の収縮などのほか、塩分を排泄して高血圧症を防ぐ働きもあります。このほかに、糖分や脂質の代謝を促進するビタミンB_2も豊富に含まれています。これらの栄養素を摂取しつつ、エネルギー量を減らすには、脂肪分の少ない低脂肪乳でとるとよいでしょう。

さまざまな乳製品

ヨーグルトは、牛乳に乳酸菌を加えて作ら

れたもので、牛乳に含まれた栄養に加えて、乳酸菌もとることができます。乳酸菌は、たんぱく質や脂肪を分解するほか、腸内に存在するビフィズス菌などの善玉菌を増やし、血圧やコレステロールを下げる効果があります。

チーズは、牛乳の栄養成分が凝縮された栄養食品です。牛乳を発酵させたものがナチュラルチーズで、さらにそれを加熱したものはプロセスチーズと呼ばれます。どちらもエネルギー量や塩分が多いため、脱脂乳などからつくられるカッテージチーズがおすすめです。

効果的な食べ方

牛乳を飲むとおなかの調子が悪くなる人は、ヨーグルトなどの乳製品をとりましょう。

カッテージチーズとレタスのサラダ

72Kcal　食塩0.2g

た 4.2g　脂 3.2g　炭 7.5g　コ 6mg　繊 1.2g

材料（1人分）

カッテージチーズ20g　プレーンヨーグルト20g
アーモンドスライス3g　レタス40g　りんご（紅玉）30g
レモン汁少々　パセリ少々　こしょう少々

作り方

①カッテージチーズをスプーンの背でつぶし、プレーンヨーグルトと混ぜる。②アーモンドスライスをから炒りして冷ます。③レタスは一口大、りんごは芯を取り、皮付きのままいちょう切りにしてレモンをふりかけ、パセリは細かくちぎる。④❶に❸を入れてあえ、こしょうを加えて、❷を散らす。

緑茶

苦みの成分カテキンで体脂肪を減らす

100cc
2kcal
1杯分(200cc)
4kcal
※緑茶抽出液の場合

役立つ栄養素
カテキン
ビタミンC
ビタミンE

●カテキンのもつ抗酸化作用

緑茶特有の苦みの成分カテキンは、ポリフェノールの一種で、強力な抗酸化作用をもっています。また、肝臓での脂質代謝を活発にし、脂肪が燃焼されるため、体脂肪の減少にも役立ちます。さらに、中性脂肪や悪玉のＬＤＬコレステロールの増加を抑え、血圧の上昇を抑える効果があります。また、ビタミンＣやビタミンＥなどの抗酸化成分も豊富なので、日常的に飲む習慣をつけましょう。

●効果的な食べ方

茶葉を食べると、抽出液であるお茶を飲む場合にはとることのできない、カルシウムや食物繊維なども摂取することができます。粉末にして、ごまや小魚などを混ぜて、ふりかけにするのもおすすめです。

糖
高
脂

第5章
運動を習慣に。できることからはじめよう

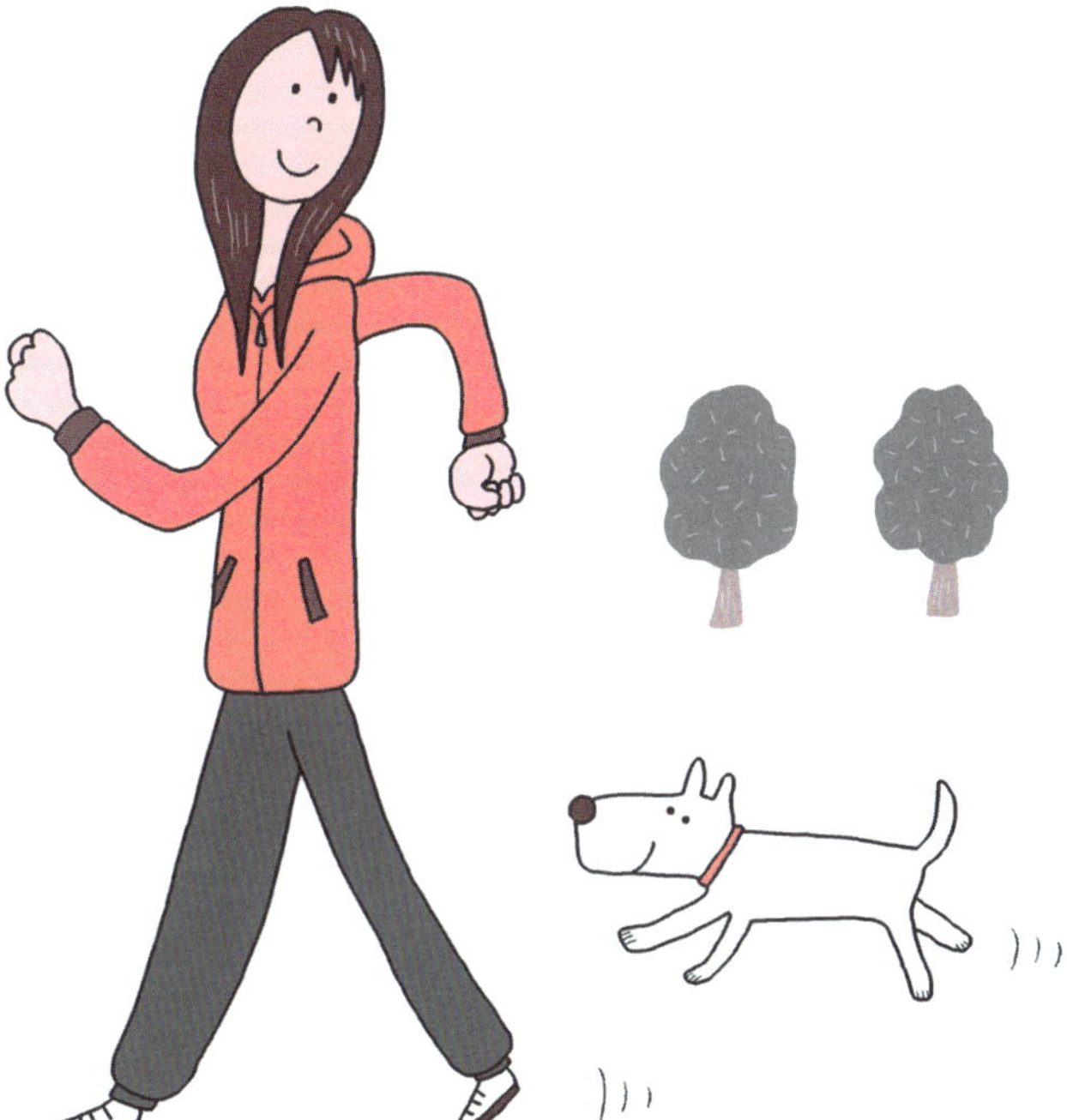

ダイエットと運動

運動の必要性

内臓脂肪を減らすためには、バランスのよい食生活に加え適度な運動が必要です。食事制限するだけのダイエットでは、栄養バランスが悪くなり、筋肉が減少してしまいます。脂肪を燃焼する筋肉が落ちると、太りやすい体になってしまい逆効果です。運動を続けることで消費エネルギーが増え、さらに身体機能も活性化されます。これにより糖や脂質の代謝が活発となり、インスリン抵抗性が改善されるとともに、内臓脂肪が減少します。また、運動により、血流がよくなると、血圧が低下するので高血圧症の改善にも役立ちます。

運動をはじめる前に

すでにメタボリックシンドロームと診断されている人や、心臓病や脳血管疾患になったことのある人、高齢者の場合には、一般の人には軽度とされる運動でも、体に大きな負担がかかる危険性があります。運動をはじめる前に必ず医師の診断を受け、どの程度の運動が自分に適しているかアドバイスを受けましょう。

運動の目安

運動は自分に合った強度で行うことが大切です。軽過ぎては効果が出ませんし、強過ぎても体に負担がかかるだけです。目安は、楽に感じるくらいから、ややきついと感じるくらいまで、じっとり汗ばむ程度の運動です。脈拍を目安にする方法もあります。下の表にまとめた数値をもとに、自分の体調に合わせて運動を行いましょう。

目標心拍数の目安

①運動前の脈拍数
10秒間の脈拍を数え、それを6倍する。
10秒間の脈拍数×6＝1分間の脈拍数

②運動直後の脈拍数

	20歳代	30歳代	40歳代	50歳代	60歳代
1週間の運動時間（分）	180	170	160	150	140
目標心拍数（拍/分）	130	125	120	115	110

（厚生省「健康づくりのための運動所要量」1989年）

内臓脂肪を減らすために必要な運動と種類

有酸素運動と無酸素運動

運動には、大きく分けて「有酸素運動」「無酸素運動」の2種類があります。有酸素運動は、ウォーキングやジョギング、水泳、サイクリングなど、酸素を取り入れながら全身で行う運動です。無酸素運動は、短距離走や筋肉トレーニングなど、酸素を十分取り込まずに行う運動です。

脂肪が燃焼するしくみは、まず中性脂肪が分解されてＦＦＡ（遊離脂肪酸）となり、血液によって筋肉に運ばれます。筋肉には、ＦＦＡを空気と反応させてエネルギーを作るミトコンドリアがあり、ここでエネルギー源となるＡＴＰ（アデノシン三リン酸）を産生し、エネルギーを発生させ燃焼します。このため、内臓脂肪を減らすには、酸素を取り入れながら行う有酸素運動が有効なのです。

また、ミトコンドリアは体の中央部にある筋肉に多く含まれているので、これを鍛えるために無酸素運動である筋肉トレーニングを行うとより効果的です。さらに気になる部分を引き締めて、健康的な体型を作ることもできます。

　このように、内臓脂肪を効率よく減らすためには、有酸素運動と無酸素運動を組み合わせることがポイントになります。

体の柔軟性を高めるストレッチ

　有酸素運動と無酸素運動に、筋肉や関節の柔軟性を高めるストレッチを加えるとさらに効果的です。

　運動不足の人は、筋肉が硬くなっているだけでなく、毛細血管が縮まって血行が悪くなっていることがほとんどです。ストレッチをすることで、筋肉をほぐし、血行をよくすると、脂肪の燃焼が促進されます。さらに、関節の柔軟性が高まるので、けがを未然に防ぐこともできます。

　ストレッチを行うタイミングは、運動の前後がよいでしょう。体がじっくり温まってから運動をはじめ、運動後には筋肉をゆっくりクールダウンさせることができます。また、運動ができない場合や、長時間のデスクワークによる肩こり解消など、体をほぐし、血行をよくするためにも、ストレッチを行うことをおすすめします。

こまめに体を動かしてエネルギーを消費

運動以外の身体活動

人が体を動かす行動は運動だけではありません。日常生活で普通に行っている歩行や掃除、洗濯、階段の上り下り、重い荷物を運ぶ、子どもと遊ぶといった行動で、意識していなくても、エネルギーは消費されています。左の図のように、運動を同程度の負荷がかかる生活活動に置き換えることもできます。忙しくて運動をする時間がない場合は、この生活のなかでの活動を少しでも増やすことを心がけましょう。

身体活動アップのコツ

身体活動を増やすためには、歩くスピードをいつもより少し早くしてみたり、ふだんエスカレーターを使っているのであれば、乗らずに階段を使ったり、モップを使う床の拭き掃除を手で行ってみたりするのもよいでしょう。無理をしない程度の負荷を心がけ、こまめに動くことで、エネルギーを消費しましょう。

エクササイズガイド2006

厚生労働省が策定した、生活習慣病予防のための1日の運動量の目安。以下の表を参考に、目標は週23エクササイズの身体活動（運動と生活活動）を行う。うち、4エクササイズ以上は活発な運動をすることが望ましい。

●1エクササイズに相当する運動の例

活動内容	時間（分）	強度（メッツ）
ボーリング、バレーボール、フライングディスク、ウエイトトレーニング（軽・中強度）	20	3
速歩、体操（ラジオ体操など）、ゴルフ（カート使用）、卓球、バドミントン、アクアビクス、太極拳	15	4
軽いジョギング、ウエイトトレーニング（高強度）、ジャズダンス、エアロビクス、バスケットボール、水泳（ゆっくり）、サッカー、テニス、スキー、スケート	10	6
ランニング、水泳、柔道、空手	7〜8	8

●1エクササイズに相当する生活活動の例

活動内容	時間（分）	強度（メッツ）
普通歩行、床掃除、荷物の積みおろし、子どもの世話、洗車	20	3
速歩、自転車、介護、庭掃除、子どもと遊ぶ（歩く・走る、中程度）	15	4
芝刈り（電動芝刈り機を使って歩きながら）、家具の移動、階段の上り下り、雪かき	10	6
重い荷物を運ぶ	7〜8	8

・メッツ：身体活動の「強さ」の単位で、座って安静にしている状態を1メッツ、歩行を3メッツとする。

・エクササイズ：身体活動の「量」の単位で、「メッツ」に「身体活動の実施時間（時）」をかけたもの。

［例］

3メッツの身体活動を1時間行う＝3メッツ×1時間＝3エクササイズ（メッツ・時）

6メッツの身体活動を1/2時間行う＝6メッツ×1/2時間＝3エクササイズ（メッツ・時）

運動するときの注意点

自分の体調に気を配る

運動は自分の体調と相談しながら行うもの。決して人と比べる必要はありません。自分に合った内容を行うことが重要です。いきなり長時間の運動を行うのではなく、最初はもの足りないと感じても、少しずつ体を慣らしていくことが重要です。また、運動のあとにひざや腰が痛くなったり、疲れがいつまでも残るようであれば、やり過ぎの可能性があります。休息もときには必要です。

体温調節しやすい服装で、運動中には、のどが乾く前に水分をこまめにとることが大切です。

運動の前後

ストレッチなどを行い、運動の前には、いきなり体に負荷をかけないよう気をつけましょう。運動のあとにも、ストレッチを行い、軽く筋肉をマッサージすると疲れが残りにくくなります。

運動前の体調チェック

1	熱っぽい
2	頭痛がする
3	睡眠不足
4	二日酔い
5	疲れている
6	下痢をしている
7	気持ちが悪い
8	ひざや腰が痛い
9	1分間の脈拍がいつもより20以上多い
10	収縮期血圧が、ふだんより20以上高い、または低い

運動中止のサイン

1	急にめまいを感じた
2	吐き気がして、むかむかする
3	激しい疲労感に襲われる
4	唇が紫色になる
5	冷や汗が出る
6	胸が苦しい
7	脚がもつれる
8	胸が痛い
9	頭が圧迫されるように痛い
10	筋肉や関節に強い痛みを感じる

※「運動前の体調チェック」「運動中止のサイン」いずれも
1つ以上当てはまる場合は、運動をとりやめましょう。

内臓脂肪を減らす運動1

有酸素運動

手軽にはじめられるウォーキング

有酸素運動の代表ウォーキングは、いつでも、どこでも手軽にはじめられるうえに、体への負担が少ないのが特徴です。最初は距離よりも、正しいフォームを意識して行うことを心がけましょう。内臓脂肪を減らすためには、慣れてきたら散歩のようにぶらぶら歩くのではなく、やや速足で、1日30分以上継続して行うと効果的です。ただし、自分の体調に合わせて、速さや距離を調整することも大切です。たとえ5分でも、健康維持には役立つと考えましょう。

ウォーキング以外の有酸素運動

ひざや腰に痛みを感じる場合には、水中ウォーキングがおすすめです。浮力があるのでひざや腰にかかる負担を軽減しつつ、水の抵抗を受けて、効率よくエネルギーを燃やすことができます。このほかの有酸素運動には、サイクリングやエアロビクスなどがあります。

ウォーキングの正しいフォーム

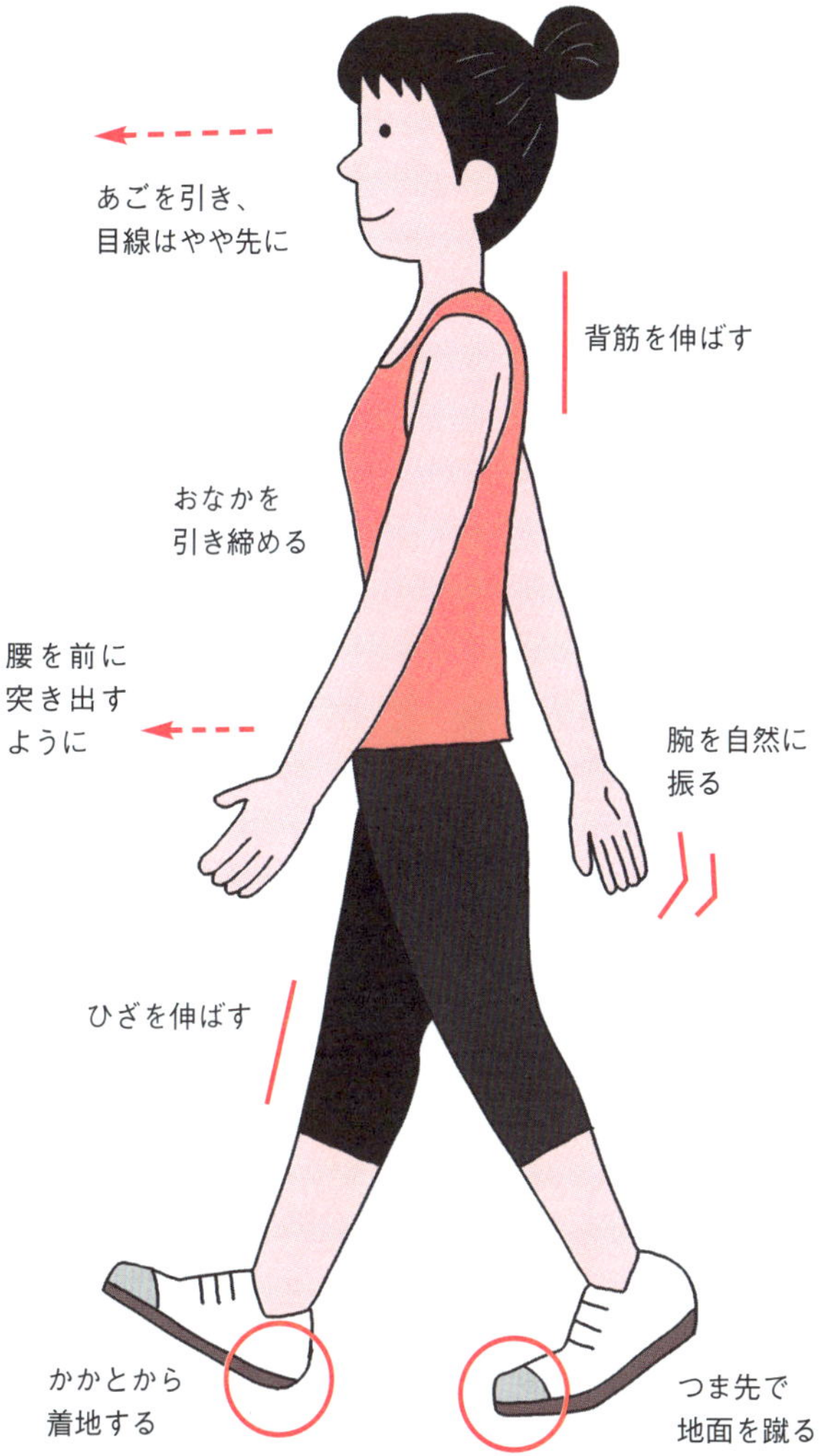
あごを引き、
目線はやや先に
背筋を伸ばす
おなかを
引き締める
腰を前に
突き出す
ように
腕を自然に
振る
ひざを伸ばす
かかとから
着地する
つま先で
地面を蹴る

内臓脂肪を減らす運動2

筋肉トレーニング

意識して行う筋肉トレーニング

脂肪を効率よく燃やすために必要な筋肉は、無酸素運動である筋肉トレーニングで増やしましょう。とくに筋肉は、20歳頃をピークに次第に衰えてしまいます。何も対策をしていないと、脂肪が燃えにくくなるだけでなく、体型もだらしなく崩れてしまいます。健康的で、かつ引き締まった体を作るためにも、継続して筋肉トレーニングを行うことが大切です。

筋肉トレーニングのポイント

筋肉トレーニングは、使っている筋肉を意識しながら、反動をつけずに行うのが基本です。ひとつの動作には、筋肉を伸ばす、縮めるという動きが入ります。呼吸は止めないよう、動作に合わせて行うことを心がけます。回数は、ややきついと感じるくらいが適当です。運動が楽に行えるようになったら、筋肉がついてきている証拠なので、トレーニングの負荷を上げましょう。

筋肉トレーニング

おなかを引き締める腹筋運動

①ひざを立てる
②あごを引く
③へそをのぞき込む
④肩甲骨が床から離れるくらいで
しばらく体勢を維持する

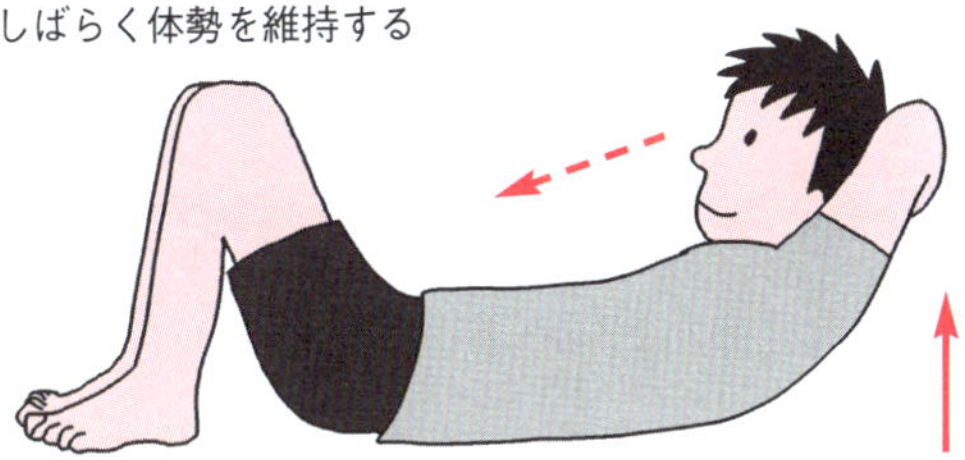
ゆっくりとした動作

大腿筋肉を鍛えるスクワット

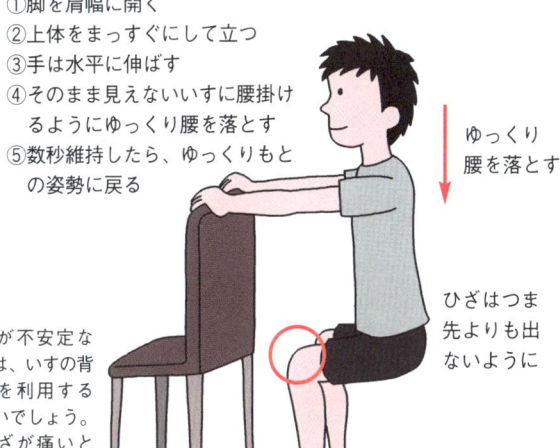

①脚を肩幅に開く
②上体をまっすぐにして立つ
③手は水平に伸ばす
④そのまま見えないいすに腰掛けるようにゆっくり腰を落とす
⑤数秒維持したら、ゆっくりもとの姿勢に戻る

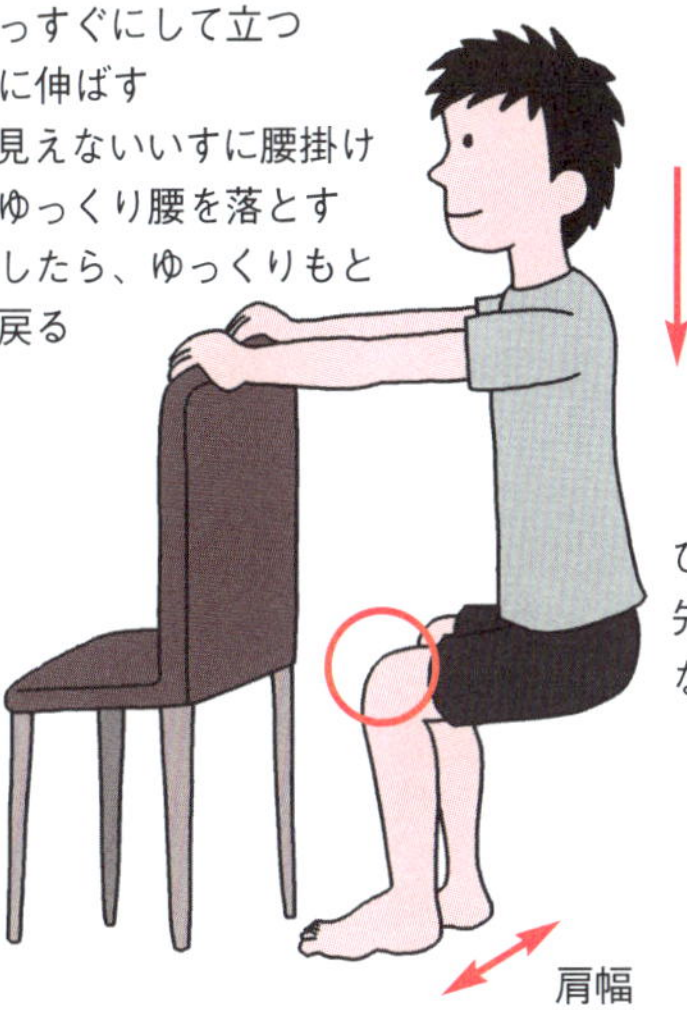
ゆっくり
腰を落とす
ひざはつま先よりも出ないように

※体が不安定なときは、いすの背などを利用するとよいでしょう。
※ひざが痛いときには無理をしないようにしましょう。

内臓脂肪を減らす運動3

ストレッチ

ゆっくり行うストレッチ

運動をはじめる前と後に行うストレッチは、はずみをつけずにゆっくり行うのがポイントです。ひとつの動作に10秒から30秒ぐらいの時間をかけ、じっくり筋肉を伸ばして、緊張をほぐしていきましょう。呼吸は大きくゆっくり行い、つねに伸ばしている部分を意識しながら、無理せずに気持ちがよいと感じるくらいまで伸ばすのがポイントです。

ふだんの生活にも活用

ストレッチは、デスクワークなどで、同じ姿勢を取り続け、肩や腰が痛くなった時にも有効です。筋肉の緊張をやわらげ、血行をよくするので、肩こりや腰痛が解消します。また、体がとくに硬いと感じる人は、入浴後、体が温まっているときに行うと効果的。ストレッチは、座ったままでも、狭い場所でも行うことができるので、生活のなかに取り入れるとよいでしょう。

ストレッチ

上体と体側を伸ばすストレッチ

①足を肩幅に開いて立つ
②両手を組み、手のひらを上に向けて、そのまま上に伸びる
③数秒間維持したら、そのまま右の体側を伸ばすように左に傾ける
④同じように左の体側を伸ばすように右上に傾ける

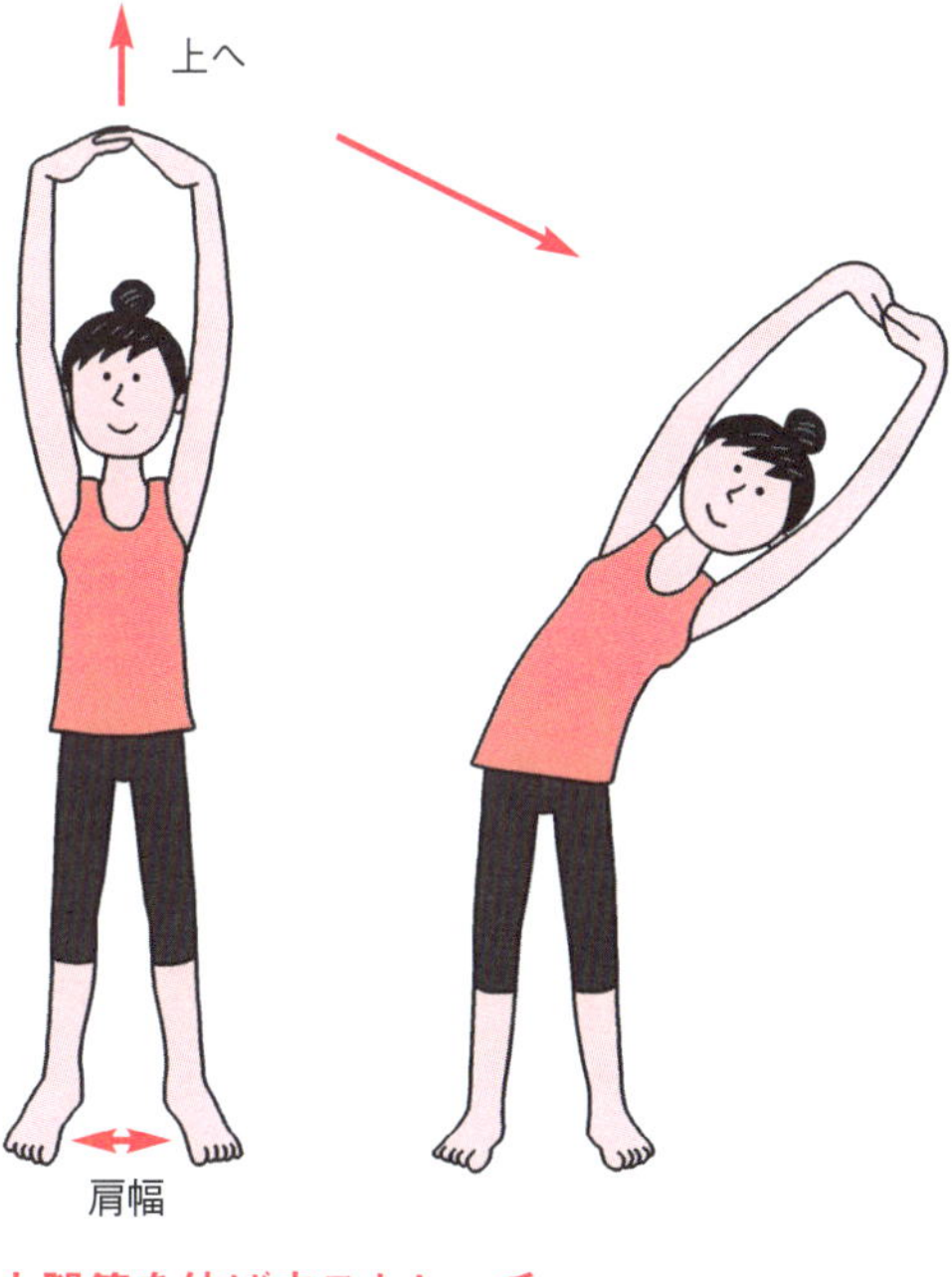

大腿筋を伸ばすストレッチ

①仰向けに横になり
②片ひざを胸に引き寄せる

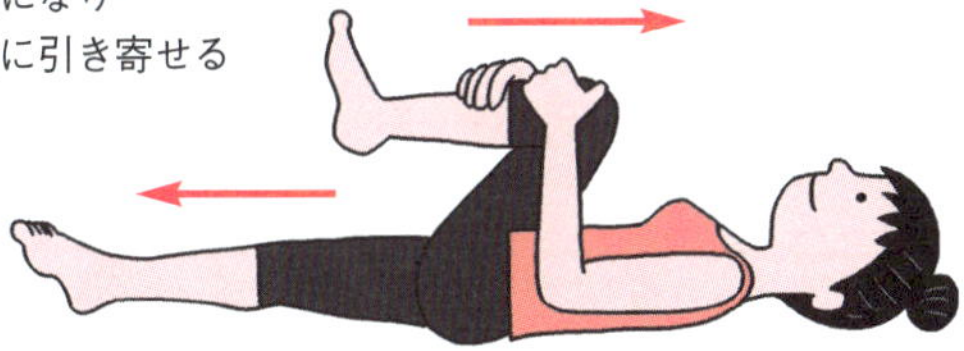

反対側の足は曲げずに伸ばしたままで

余裕があれば、引き寄せたひざを外側に開くとより効果的

タイプ別運動メニュー1

まったく運動習慣がない人

できることからはじめる

運動をする習慣がなかった人には、有酸素運動と筋肉トレーニング、ストレッチをいきなり行うのは難しいかもしれません。できることから、少しずつはじめるのがポイントです。まずはストレッチで、体を慣らしていきましょう。体が動かしやすくなり、運動効果もあらわれやすくなります。それから、無理のない範囲で有酸素運動と筋肉トレーニングをはじめましょう。

日常の生活でも気をつける

ふだんの生活のなかで、筋肉を鍛えることも可能ということを覚えておきましょう。たとえば、いすの背にもたれてだらしなく座るよりも、姿勢を正してきちんと座るほうが、見かけが美しくなるだけでなく、おなかや太ももの引き締めにも効果的です。また、テレビを見ているときにも、ぼーっと見ているだけでなく、簡単なストレッチをしながら見るのがおすすめです。

いすの正しい座り方

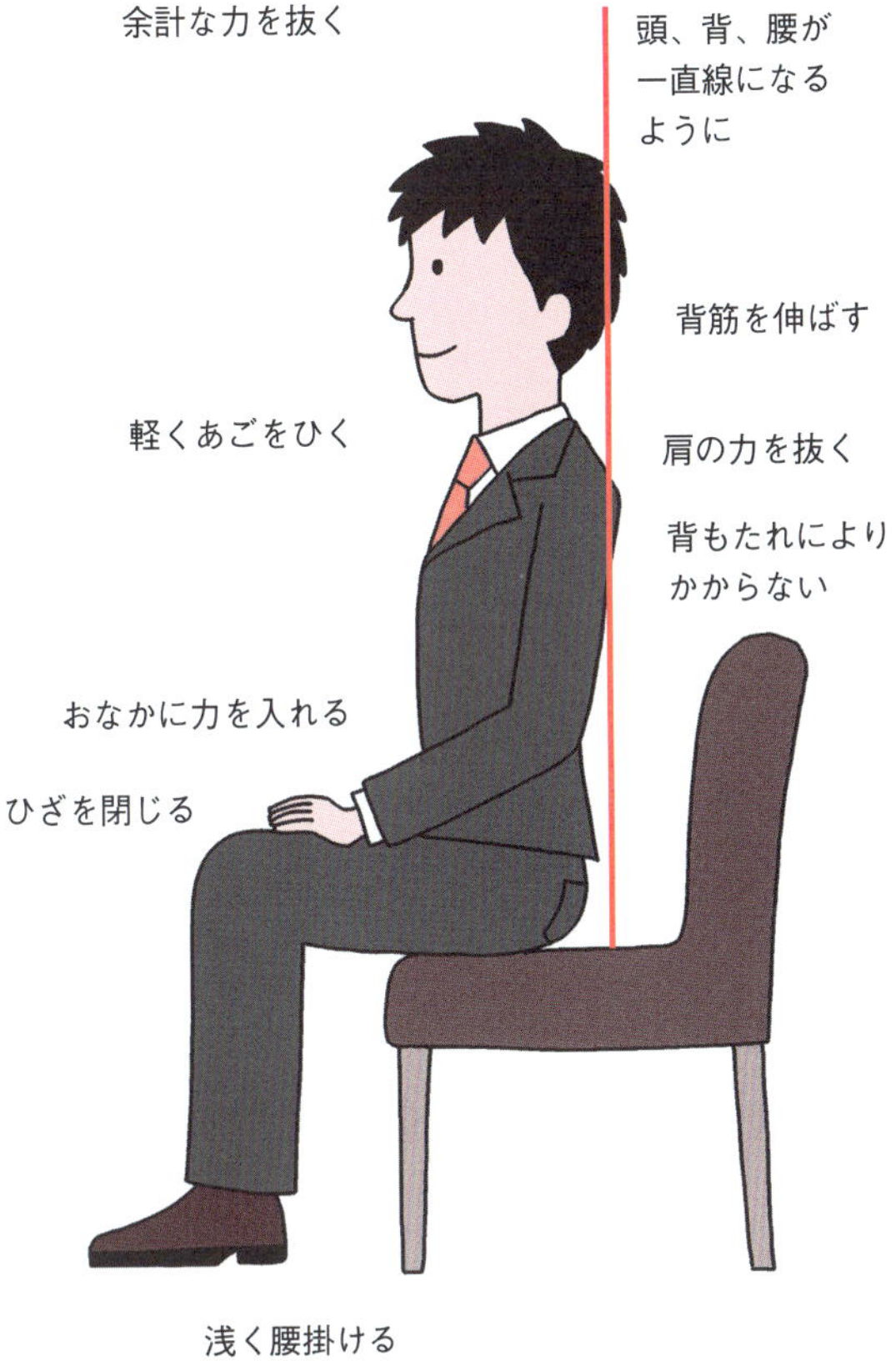
余計な力を抜く
頭、背、腰が
一直線になる
ように
背筋を伸ばす
軽くあごをひく
肩の力を抜く
背もたれによりかからない
おなかに力を入れる
ひざを閉じる
浅く腰掛ける

運動する時間がない人

空き時間を見つけてコツコツと

仕事や家事が忙しくて、なかなか運動する時間がないという人は、数分の空き時間を見つけてコツコツ行うのがポイントです。何もしないよりも、小さな運動を積み重ねていれば少しずつ変化が出てくるはずです。エスカレーターやエレベーターではなく、階段を使ったり、少し寄り道して帰るのもよいでしょう。場所や時間は問いませんので、すぐにはじめることができます。

職場や電車の中でできるトレーニング

電車の中で、座らずに正しい姿勢を意識して立つだけでも違ってきます。座っているときには、ひざを強く閉じたり、力を抜いたりすると太ももが引き締まります。立ち仕事中に、つま先立ちをしたり、片足のかかとをゆっくりお尻に近づけて下ろす動作も効果的です。ストレッチを行うのもよいでしょう。ただし、体が疲れているときには、無理をせず休むことも大切です。

空き時間に簡単にできるトレーニング

その場でできるトレーニング

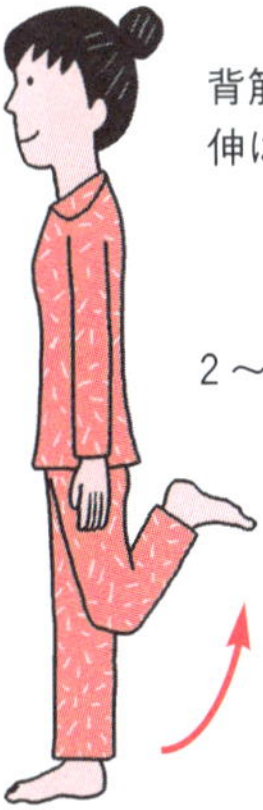

背筋をまっすぐ伸ばす

①ももを固定する
②片足のかかとをゆっくりお尻に近づける
③ゆっくりかかとを下ろす

2～3秒静止する

ひざから下だけを動かすように意識

座ったままできるトレーニング

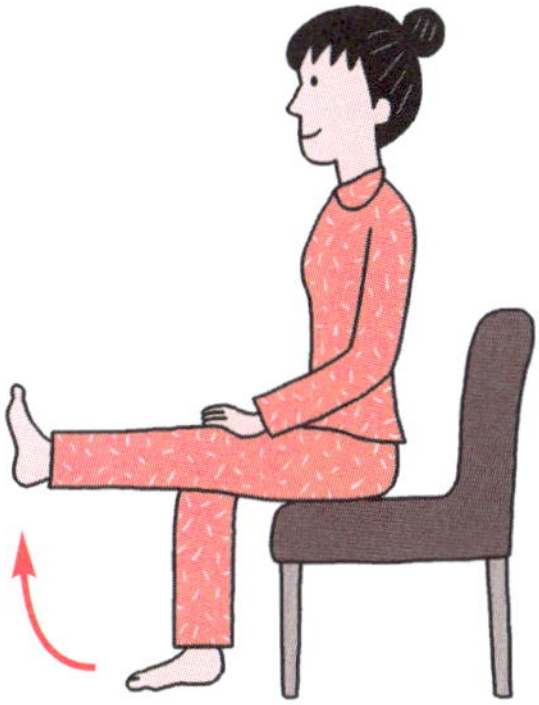

いすに座った状態で片足を交互に10秒ずつ伸ばす

ひざが曲がらないように注意

タイプ別運動メニュー3

以前運動していたが、現在はしていない人

新しいスタートを切ろう

かつて運動をしていた人は、運動が嫌いなわけではないので、比較的運動を続けやすく、効果が期待できます。しかし、それまで行ってきた運動がテニスやラグビーといったような激しい運動だった場合、いきなり同じ運動を再開するのはけがの原因にもなりかねません。新しいスタートを切るような気持ちで、まずは有酸素運動を中心にはじめることをおすすめします。

長い距離を歩いてみる

日常生活では、いつも利用しているひと駅前で下車して歩いてみたり、エスカレーターやエレベーターを使わずに階段を使うのがよいでしょう。時間のあるときには、さらに一歩進んで、ハイキングや街道歩きなどもおすすめです。長い距離をただ歩くだけでなく、景色のよい場所や名所を訪ねて歩くというように目的をもつと、楽しく続けることができます。

ハイキングなど、長時間歩く場合の注意点

①はじめる前と終わりには準備体操を
②けがの防止のためにウォーキング（またはハイキング）専用の靴をはきましょう
③服装は体温調節がこまめにできるものに
④水分補給は、のどが乾いてからでなく、こまめに行いましょう

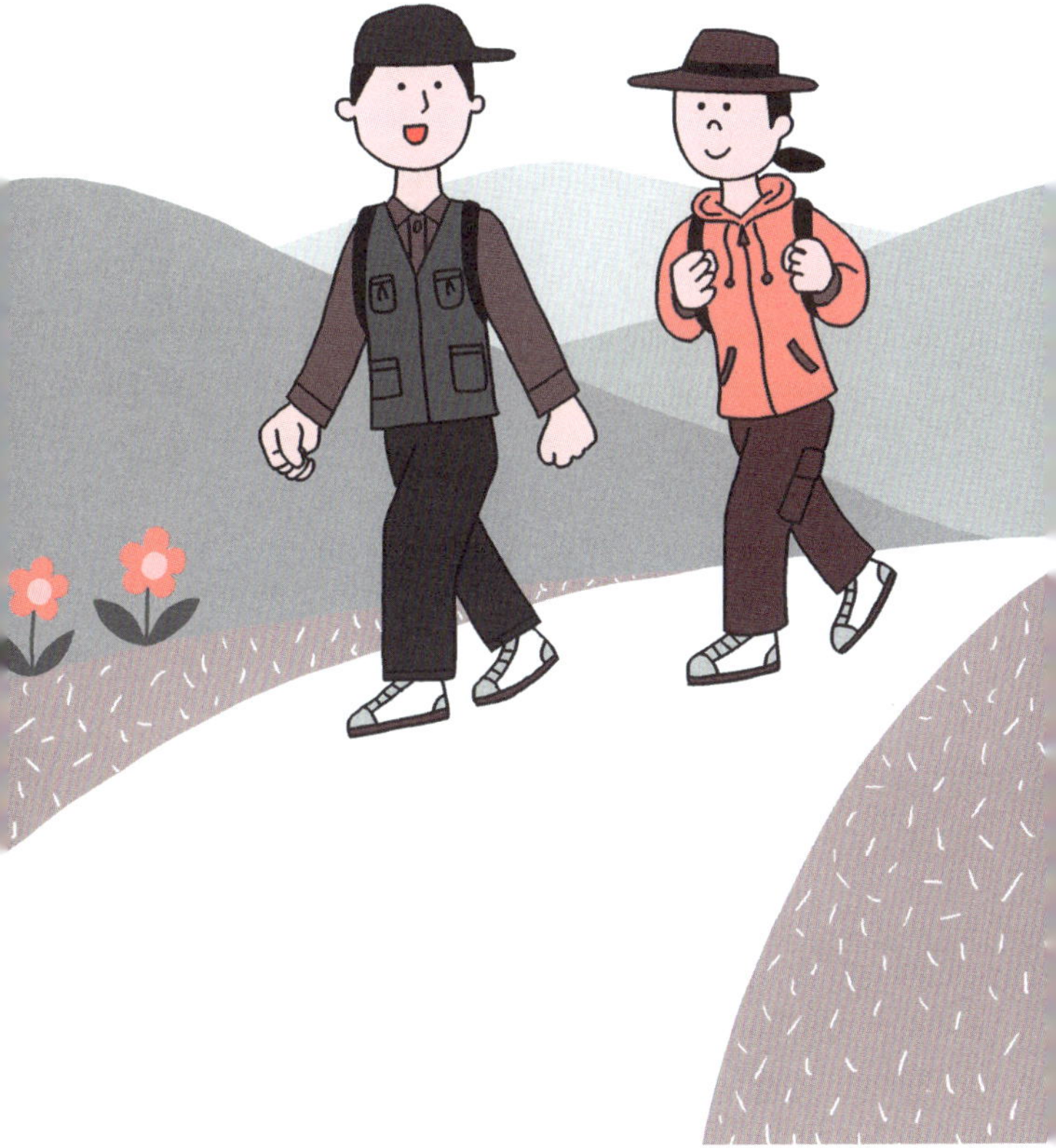

運動を楽しく継続するために

運動を生活の一部に

はじめは、わざわざ運動する時間を作るのは難しいかもしれません。もしくは、張り切って運動をはじめたものの、長続きしないこともよくあることです。「1日必ず1万歩歩く」などと、いきなり大きな目標を立ててしまうと、自分に大きなプレッシャーをかけることになります。最初は、1日歩数計をつけて、ふだん通りに生活をしてみて、そこから少しずつ歩数を増やしてみるとよいでしょう。できることからはじめて、運動を生活の一部に取り込み、継続させることが大切です。

気長に楽しく続ける

運動をはじめたからといって、すぐに体重が落ちるわけではありません。時間をかけて続けてこそ、結果として体重に反映されていくものなのです。しかし、「運動しなくては」と義務感ばかりが強くなって、結果がなかなかあらわれてこないのは辛いもの。そんなときには、いつも行っている運動メニューを違うものにかえて気分転換をしてみたり、1カ月間運動を続けることができたら、自分にごほうびを用意するのもよいでしょう。

自分に合った方法で理想に近づく

運動を自分の生活に取り入れるためには、自分に合った方法を選びましょう。たとえば、旅行が好きなら、観光地をバスで巡るのではなく、自分の足で歩くコースを選んでみたり、買い物が好きであれば、エスカレーターで最上階に行き、上から順番に買い物をしながら階段で下りてくるという方法があります。犬を飼っているなら、自分が散歩に行くようにするのもよいでしょう。

また、ひとりで孤独にウォーキングをするよりも、一緒に季節の移り変わりを楽しみ、話をしながら歩ける仲間を作ったり、専属トレーナーのように、さぼりそうなときに応援してくれるアドバイザーを作ることも効果的です。

自分の理想の体重や体型をイメージして、それに少しでも近づけるように、運動を意識して続けることで、気づかぬうちに運動習慣が身に付くことになります。